脳卒中・脳外傷者のための
お助けガイド

長谷川幸子

長田　乾

長谷川 幹　編

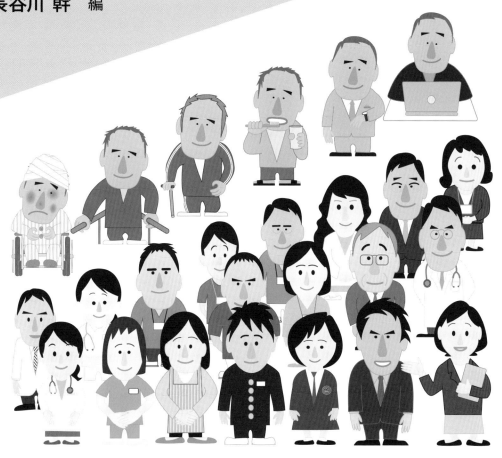

青海社

序　文

　21世紀の医療のキーワードは「機能分化と連携」といわれ，地域の医療関係者の話し合いをもとに，機能分化し，専門性を高め，地域の医療機関とネットワーク連携を図っている。ここで重要なことは，脳損傷者（脳卒中，脳外傷などの人）や家族になった場合，受ける否定的な環境（物理的な環境，たとえば段差などばかりではなく，周囲の本人への態度・言葉の使い方）は，すべての人々（人間は，老化すると障害のある人に近づく）に関することと捉えることが大切で，脳損傷者になっても，活動の制限や参加の制約が起こりにくい，生活しやすい社会を求め活動をすることが重要である。リハビリテーションの定義を長谷川幹は「何らかの疾病，外傷などに起因する損傷がある人が，身体・認知能力の改善を図りながら，心理的に立ち直って主体的に活動して社会参加を果たし，さらに支援の『受け手』でありながら『支え手』を担うこともあり，地域に住む人々が障害のある人と双方向に学び合う社会をめざすこと」（「リハビリ，生きる力を引き出す」）と述べ，「一般社団法人日本脳損傷者ケアリング・コミュニティ学会」を立ち上げ活動している。

　当学会の第一の特徴は，理事会の約1/3が障害のある人であり，学会の会員は，障害のある人，家族を含むさまざまな職種（施設管理者・行政職・学者・大学教師・医師・専門職・サラリーマン・主婦・無職）が参加している。このことは，当学会は，当事者・家族を中心にさまざまな職種が専門性を発揮しながら，多職種連携で医療とケアにあたり，障害のある人や家族が主体的に参加して，当事者支援・家族支援者の役割を果たすことにより，当事者のモデルとなり，障害をもって生きる姿を社会に発信している。

　また，脳損傷発症後の経過は，急性期，回復期，生活期の3段階に分けられ，その期に応じた医療・保健・福祉サービスが実施されているが，障害のある人や家族がよく知らないこともある。また，専門職の中には，機能訓練をリハビリテーションといって説明する人もいるほか，利用できるサービスについて，専門職が知識を十分もっているとは言い難い現状がある。さらに，障害のある人・家族も，専門職から説明されても，すぐには理解できなかったり，高次脳機能障害による記憶障害等が起きている可能性も考えられる。

　このため，その時期ごと，専門職は脳損傷者・家族に寄り添い，3段階のどの時期なのかや，自立した生活が送れるように支援する際，自身の身の回りのこと，身体の動き，歩行，見る，聞く，話す，学ぶ，働くなどの機能を当事者や家族を含めて話し合い，今何をやりたいのかを脳損傷者自身に問うことが重要である。もしかしたら，映画を見たいなど，とてもそこまでは出来ない状態であっても構わないのである。映画を見に行くためには，家からルートを考え，駅までどうするのか，バスに乗って行くのか，電車で行くのかなど計画を立て，それを文章にして進む目標をはっきりさせ，実際行動してみることが必要である。

　当事者と家族と専門職の話し合いでは，専門職は当事者が何に価値をおいて活動してきたのか，どのような動きを大切にして生活してきたかをよく知り，ありのま

まを受け入れる。危険なことは別にして，内容が分からないときは，すぐに質問せずお互いの関係が取れてきたら，ゆっくり質問をし，関係が深まるように働きかける。

　そして，計画したことが，何の能力を改善するようになるのか，今改善できないかもしれないが，悪化させない動きを学んでいることを説明することが必要である。それは，毎回同じことの説明になるかもしれないが，そのことにより，当事者や家族が学習し，今ある障害の程度を悪化させない動きになるなど，再発防止を考えた生活の仕方につながっていく。医療者は患者の行動が変化する方向に働きかけるには，今何が必要かを話し合う姿勢と，障害の問題は当事者が一番知っているから，当事者から学び，それを，教育や研究に役立てることが大切である。

　脳損傷者の問題は，医療・教育・就労・住居・余暇に関係することはないか，広い視点からとらえる。生活環境は安全であるか，を確認しながら，活動が上手くいくためには，さまざまな職種を巻き込みチームとなって進むことが大切である。

　脳損傷者が自立すると，あたらしく障害となった人の話を聴きながらその脳損傷者の支援者となる。医療者は，このことを知り支援者となり動いている姿をみて学びながら，困ったことが起きていないかなどを支援する。さらに，さまざまな新しい治療・ケアを知り，専門職として質の向上のために努力することが必要である。

　このようにさまざまな活動があるため，脳損傷者・家族が，活用できるサービスを知り，活動をしやすくするために，コンパクトで，持ち運びができ，理解しやすくするためにイラスト・表をたくさん入れた『脳卒中・脳外傷者のためのお助けガイド』を作成した。この本は，障害のある人・家族だけでなく，専門職にも活用していただき指導の際にお役に立てていただければと思っている。

　なお，ガイドブック作成にあたり，ご協力いただいた皆様に感謝するとともに，皆様からのご意見，ご批判をお待ち申しております。今後とも，よろしくお願い申し上げます。

一般社団法人 日本脳損傷者ケアリング・コミュニティ学会

研修委員長　長谷川 幸子

目　次

第Ⅲ部　脳損傷者の活動と社会参加

第Ⅰ部

脳損傷（脳卒中・脳外傷）
──原因・病態・症状まで

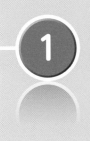

1 脳損傷について

A 脳損傷とは

「脳損傷」とは，広義には，頭部外傷（外傷性脳損傷），脳血管障害（脳卒中），代謝性脳症，脳炎，脳腫瘍などの原因により脳組織が損傷を受けた状態を意味するが，「外傷性脳損傷」と同じ意味で用いられることが多い（**図1**）。損傷を受けた脳部位やその範囲により現れる臨床症状は異なるが，高次脳機能障害の主たる原因とみなされている。

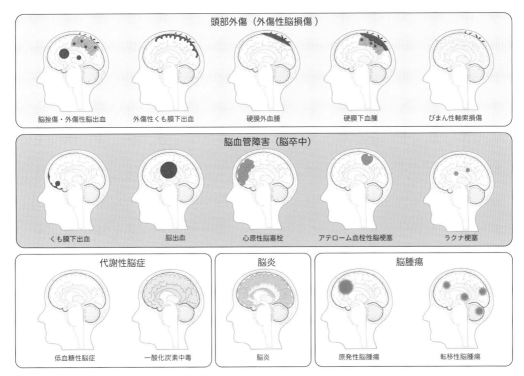

図1　脳損傷の原因となるおもな脳疾患

B　脳損傷の基礎知識─脳の構造と機能

　脳は，大脳，小脳，脳幹（中脳，橋，延髄）の3つの構造に分かれ（**図2**），さらに大脳半球は，灰白質と白質から構成される。脳の表面の灰白質には神経細胞（ニューロン）が存在し，大脳皮質とも呼ばれる（**図3**）。脳の中心部に

も視床と基底核などの灰白質が存在する。白質は大脳皮質の内側にあって神経細胞を結ぶ連絡路（神経線維）から構成される。コンピュータにたとえれば，灰白質はコンピュータのチップで，白質はチップをつなぐネットワークである。

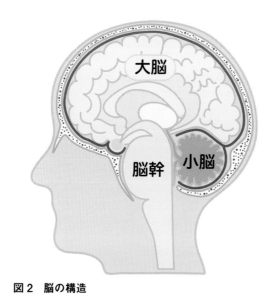

図2　脳の構造

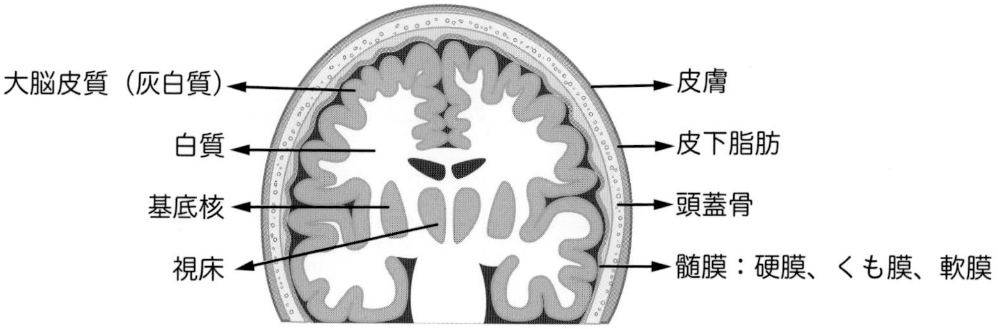

大脳皮質（灰白質）　　皮膚
白質　　皮下脂肪
基底核　　頭蓋骨
視床　　髄膜：硬膜、くも膜、軟膜

図3　大脳灰白質と白質

大脳皮質は，前頭葉，側頭葉，頭頂葉，後頭葉の4つの脳葉に分かれる（**図4**）。脳と脊髄を中枢神経系と呼び，それ以外の神経系，すなわち体性神経と自律神経を末梢神経系と呼ぶ。

脳は4本の動脈，すなわち左右2本の内頸動脈と2本の椎骨動脈によって心臓から潤沢な血流が供給される（**図5**）。

左右の大脳半球における機能の役割分担を「脳の側性化」という。右利きの人の99％近くは左半球に言語機能が存在すると考えられており，左半球は，言語に対する優位性から「優位半球」と呼ばれ，右半球は「非優位半球」と呼

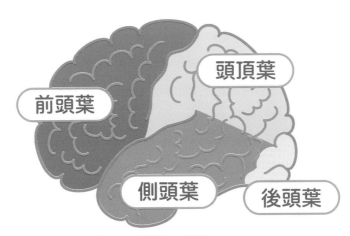

図4　前頭葉，側頭葉，頭頂葉，後頭葉

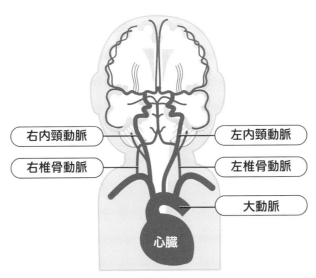

図5　脳を灌流する4本の動脈

ばれる（**図6**）。視空間認知機能，すなわち目
から入った情報の中で対象物の位置や向きを認
識する能力は，もっぱら右半球に備わっている
と考えられている。さらに，大脳皮質が部位ご

とに異なった機能を担っていることを「脳の機
能局在」という（**図7**）。

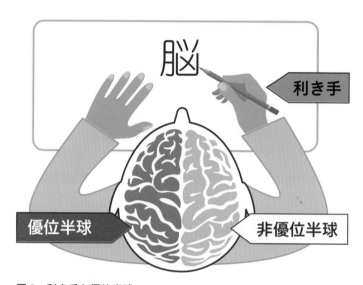

図6　利き手と優位半球

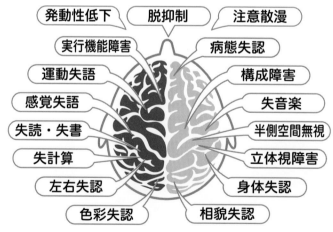

図7　脳の機能局在

C 脳損傷の原因

頭部外傷（外傷性脳損傷）

　交通事故や転落などで頭部に外から強い衝撃が加わり，頭蓋骨や脳に生じる損傷の総称を「頭部外傷」といい，脳組織が損傷された状態を「外傷性脳損傷」という。頭部外傷は，頭蓋骨骨折，局所性脳損傷，びまん性脳損傷に分類される。脳損傷を伴わない頭蓋骨骨折のみでは神経脱落症状は生じない。局所性脳損傷には，硬膜外血腫，硬膜下血腫，脳挫傷，脳内血腫の4つの病態が含まれる（**図8**）。

　急性硬膜下血腫は，交通事故や転倒・転落，スポーツ外傷などによる重症の脳挫傷による血管損傷により生じ，受傷直後から意識障害が進行するので，早期の血腫除去手術が必要になる。一方，慢性硬膜下血腫は，頭部外傷によって脳表の細い血管が破綻して徐々に血腫が拡大することで生じ，受傷から数週間後に発症することが多い。中年期以降の男性や，大酒家や抗血栓薬を服用例に多く発症する。血腫が自然に消退することもあるが，多くの場合血腫排液・血腫腔内洗浄術などの脳外科手術の適応となる。

　急性硬膜外血腫も，交通事故や転落・転倒による頭部外傷が原因で10～30歳代の若年者に多く見られ，急速に意識障害が進行することが多く，血腫除去手術が必要になる。

　脳挫傷は，頭部への強い衝撃によって脳組織

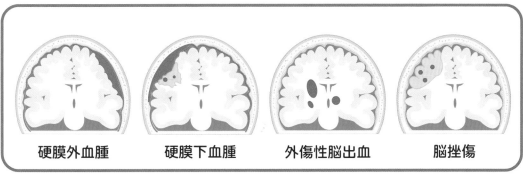

図8　局所性脳損傷

硬膜外血腫　　硬膜下血腫　　外傷性脳出血　　脳挫傷

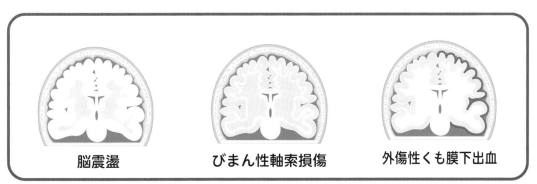

図9　びまん性脳損傷

脳震盪　　びまん性軸索損傷　　外傷性くも膜下出血

に断裂・挫滅や浮腫，小出血などの損傷が生じる病態で，脳内出血を併発する場合が多い。急性期には意識障害，痙攣，運動麻痺などの症状が出現し，慢性期に高次脳機能障害や運動麻痺などの後遺症が残る場合もある。

びまん性脳損傷には，脳震盪（のうしんとう），びまん性軸索損傷，外傷性くも膜下出血などが含まれる（図9）。脳震盪は，頭部への強い衝撃により，頭蓋骨内で脳が急激に振動することにより脳組織（軸索）が一時的に障害を受ける病態のことで，受傷直後に意識障害も出現することもあるが6時間以内に自然に回復する。

びまん性軸索損傷は，強い外力により脳に回転加速度が生じたときに，脳が捩れるような状態に陥り，軸索が強く引っ張られ断裂した状態で，急性期には意識障害，慢性期には高次脳機能障害を呈することが多いが，通常のCTやMRIでは明らかな異常は検出されない。

脳血管障害（脳卒中）

脳血管障害は，寝たきりの原因の第1位で，くも膜下出血，脳出血，脳梗塞，一過性脳虚血発作などの病態が含まれる（図10）。中年期までは脳出血が多く，高齢者では脳梗塞が多い。

くも膜下出血は，脳動脈瘤（血管のコブ）の破綻により，脳の表面を覆うくも膜の内側に出血し，突然の頭痛や意識障害などの症状が出現する。くも膜下出血は死亡率が高く，重症の脳卒中である。

脳出血は，脳の血管が破れて脳内に血腫を生じる病態で，血腫が周囲の脳組織を圧排するために片麻痺などの神経脱落症状を生じる。脳出血は，くも膜下出血と区別するために脳内出血と呼ばれることもある。脳出血の主な原因は高血圧であるが，脳動静脈奇形，海綿状血管腫，もやもや病なども脳出血の原因となる。脳出血に対しては降圧治療が行われるが，重症例では血腫除去手術が考慮される場合もある。

脳梗塞は，脳血管が閉塞することにより，脳組織に血液が届かなくなり，神経脱落症状を生じる病態のことで，ラクナ梗塞，アテローム血栓性脳梗塞，心原性脳塞栓に分類される。ラクナ梗塞は，脳の中心部にある細い血管が閉塞することによって生じる直径15mm以下の小さな脳梗塞で，麻痺性構音障害や不全片麻痺など比較的軽症の神経脱落症状を生じることが多い。

アテローム血栓性脳梗塞は，内頸動脈などの比較的太い血管の内壁にアテローム（粥状動脈硬化）が形成されて，血管内腔が細くなり，そこに血栓が付着して血管を閉塞することによって生じる脳梗塞で，糖尿病や高コレステロール血症などが主たる危険因子と考えられている。

心原性脳塞栓は，心房細動などの心臓の病気が原因で，心臓内で形成された血栓が遊離して

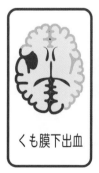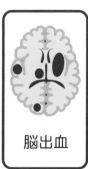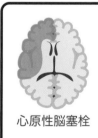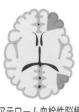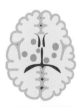

くも膜下出血　　　脳出血　　　心原性脳塞栓　アテローム血栓性脳梗塞　ラクナ梗塞

脳梗塞

図10　脳血管障害（脳卒中）の臨床病型

脳血管を閉塞する病態で，突然に発症して広範囲の脳梗塞を生じ，重症例では片麻痺や麻痺性構音障害に加えて失語症や半側空間無視などの神経脱落症状を呈する。

代謝性脳症

全身の代謝障害，中毒，重症の感染症などの影響で脳に炎症や浮腫を生じて意識障害やてんかんなどの症状を呈する病態を脳症（急性脳症）という。糖尿病に関連して，重症の低血糖や高血糖で意識障害（昏睡）を生じるほか，肝機能障害，尿毒症，低ナトリウム血症などでも代謝性脳症を生じることがある。また，窒息，心停止，呼吸停止，極端な低血圧，一酸化炭素中毒などによって脳への酸素の供給が途絶えると低酸素脳症を生じる。

脳　炎

ウイルスや細菌などが脳に侵入して炎症を起こした状態を脳炎といい，脳以外の臓器の感染症の影響で神経脱落症状を呈する場合は脳症という。急性脳炎の発生率は，成人が2.2/10万人に対して，小児は10.5/10万人と，小児に多い疾患である。原因が判明した脳炎の中では単純ヘルペス脳炎が最も多く，過半数に高次脳機能障害などの後遺症が見られる。脳の外側を覆う髄膜のみに炎症を生じる場合には，頭痛や発熱が見られるが，神経脱落症状は出現せず，髄膜炎と診断される。

脳腫瘍

脳腫瘍は，頭蓋骨の中にできる腫瘍の総称で，髄膜腫，神経膠腫（グリオーマ），悪性リンパ腫，聴神経腫瘍，下垂体腫瘍などの原発性脳腫瘍と，肺がんや乳がんなどが転移した転移性脳腫瘍に分類される（**図11**）。脳腫瘍の罹患率は，男性が3.6/10万人，女性が2.7/10万人で，男性にやや多い。

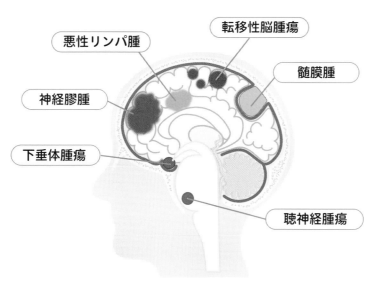

図11　脳腫瘍の分類

D 症　候

意識障害

意識障害とは，外界からの刺激に対する反応性（覚醒度）の低下を意味し，揺り動かしても目が覚めない重症の意識障害（昏睡）から，目覚めてはいるものの反応が鈍い状態（傾眠）まで含まれる。十分に覚醒して意識障害がない状態を「意識清明」という。意識障害は，脳血管障害や外傷性脳損傷など頭蓋内の病変に起因する場合と，心停止や呼吸障害，低血糖などの頭蓋外の原因による場合がある。

脳血管障害や外傷性脳損傷では，急性期に重症の意識障害を呈しても徐々に回復して慢性期には意識清明となることが多い。重症の意識障害が慢性期にまで遷延することがあり，「遷延性意識障害」といわれ，慣習的に「植物状態」とも呼ばれる。日本脳神経外科学会の定義によれば，遷延性意識障害とは，疾病・外傷により種々の治療にもかかわらず，3カ月以上にわた

る，①自力移動不能，②自力摂食不能，③糞便失禁状態，④意味のある発語不能，⑤簡単な従命以上の意思疎通不能，⑥追視あるいは認識不能，の6項目を満たす状態を意味する。

運動麻痺・巧緻運動障害

随意運動に関わる神経信号は，大脳皮質から出て，延髄の錐体で交叉して対側の脊髄を下降し，末梢神経を経て四肢や体幹の骨格筋に至る。運動麻痺とは，脳や脊髄あるいは末梢神経の損傷により随意的に手足などが動かしにくくなる状態で，まったく動かない状態を完全麻痺，動きの不十分な状態を不全麻痺と呼ぶ。脳出血や脳梗塞などにより脳内で神経が損傷されると反対側の半身に麻痺を生じ，片麻痺と呼ばれる。左右の運動神経が交叉する脳幹や頸部の脊髄が損傷されると左右両側の手足に麻痺が生じ，四肢麻痺と呼ばれる。また，胸部や腰部の脊髄障害による両足の麻痺を対麻痺と呼ぶ。末梢神経

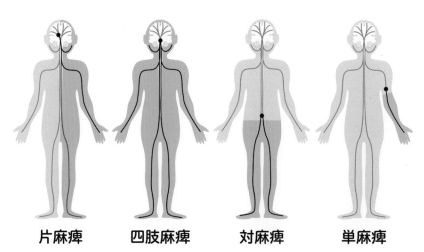

片麻痺　　四肢麻痺　　　対麻痺　　　単麻痺

図12　責任病巣と運動麻痺の分布

が障害されて手足が麻痺するときには単麻痺と呼ぶ。運動麻痺（**図12**）には，感覚障害や筋肉の緊張亢進（筋肉の突っ張り）などがしばしば合併し，運動障害を助長することがある。

巧緻運動とは，運動の質に注目した概念で，筆記具で文字を書く，箸を使うなど手指の正確で速い運動を意味し，習熟運動と同じ意味で用いられることも多い。巧緻運動障害は，脳卒中後の片麻痺，小脳損傷，不随意運動，末梢神経障害など，さまざまな要因で生じる。

運動失調

運動失調とは，目的の動作（運動）に関わるさまざまな動きの協調性が悪くなるため，動作を円滑に遂行できなくなる状態を意味する。脳血管障害，外傷性脳損傷，脳腫瘍などによる小脳病変が原因となることが多く，起立や歩行のバランスが悪く転倒しやすくなり，上肢の細かな作業（巧緻運動）も拙劣になり，発音も歯切れが悪くなる。

構音障害・嚥下障害

言語障害は，呂律が回らない構音障害と，言葉が出てこない，言葉を理解できないなどの失語症に分類される。構音障害は，口唇，軟口蓋，舌，咽頭などの発声に関わる部位が円滑に動かないために発音が不明瞭になる状態で，言葉を思い出すことや理解することなど言語そのものには支障はない。

嚥下障害は，摂食嚥下障害とも呼ばれ，食物が認知され，口腔，咽頭，食道を経て胃に至るまでの一連の過程（動作）に障害があることを意味する。発声と同様に，口唇，軟口蓋，舌，咽頭などの部位が嚥下にも関わるために，構音障害と同時に出現することも多い。

延髄にある構音・嚥下を支配する神経細胞が直接損傷された場合を球麻痺と呼び，脳幹や大脳が両側性に損傷されて構音障害・嚥下障害を呈する場合を仮性（偽性）球麻痺という。

感覚障害

触覚，痛覚，温度覚などの体性感覚を伝える神経信号は，皮膚から末梢神経を通って脊髄に入り，対側の脊髄を上行して視床を経由して大脳皮質に至る。脳血管障害などにより脳内で損傷されると，反対側の半身に感覚鈍麻を生じる。脳梗塞や脳出血で視床が損傷されると，反対側の顔面や手足に痺れ感（視床痛）を生じることがある。

視野障害・視覚障害

視覚情報は，網膜から視神経，視交叉，外側膝状体を経て視放線を介して最終的に後頭葉に到達する。左右視野の視覚情報は視交叉で分かれて左右後頭葉に別々に投射するために，右後頭葉が損傷されると左視野からの情報が処理さ

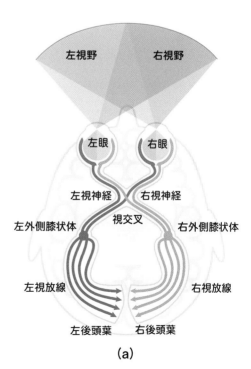

（a）

図13　視覚伝導路（a）と同名性半盲（b，c）

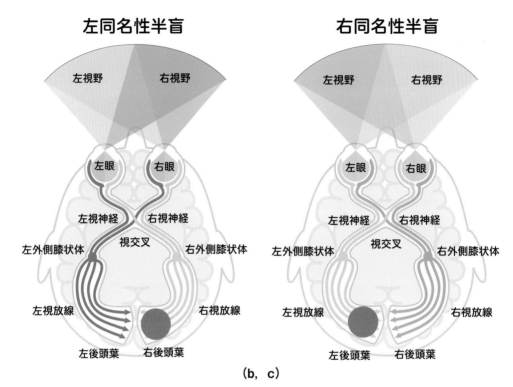

左同名性半盲　　　　　　　　**右同名性半盲**

(b, c)

図13　視覚伝導路（a）と同名性半盲（b, c）〔つづき〕

れなくなり左同名性半盲を生じ，左後頭葉損傷では右同名性半盲を生じる（**図13**）。

てんかん

　てんかんとは，脳の神経細胞に異常な電気的興奮が起こることで，症状は，意識がぼんやりする程度から全身痙攣まで含まれる。脳の損傷部位と正常部位の境界に存在する神経細胞がてんかんを引き起こしやすい状態にあると考え

られている。外傷性脳損傷，低酸素脳症，脳血管障害，脳炎，脳腫瘍など脳損傷が原因のてんかんを「症候性てんかん」という。海外の大規模な疫学研究によれば，外傷性脳損傷後のてんかんの発症リスクは，軽症の脳損傷で 2.22 倍，重症な脳損傷で 7.4 倍，受傷後 10 年以上が経過しても軽症で 1.51 倍，重症で 4.29 倍であったことから，症候性てんかんの発症リスクは長期にわたって持続すると指摘している。

E 高次脳機能障害

低次脳機能と高次脳機能

中枢神経系の機能は，低次機能から高次機能へと階層構造をなすと考えられており，低次機能は，呼吸，血圧，体温，摂食，姿勢制御など，他の動物とも共通する，生命を維持するために必要な機能，これに対して高次脳機能は，抽象的な思考，創造性，社会性，実行機能，言語，高度な視覚認知などで，ヒトに特化した理性を反映する機能である（図14）。

学術用語としての「高次脳機能障害」

学術用語としては，脳損傷に起因する認知障害全般を指し，この中には失語，失行，失認，視空間認知障害，記憶障害，注意障害，実行（遂行）機能障害，社会的行動障害などが含まれる。

行政用語としての「高次脳機能障害」

2001年から行われた高次脳機能障害支援モデル事業で集積された脳損傷者のデータ分析から，記憶障害，注意障害，実行（遂行）機能障害，社会的行動障害については，施策の対象となりにくく，当事者やその家族から適切な対応を求める声が高かったことを受けて，行政上「高次脳機能障害」として精神障害の一部として扱われるようになった。原因疾患に関して，周産期外傷，発達の障害，進行性疾患（変性症）を除く，と規定されている。また，失語，失行，失認については精神障害ではなく，身体障害の認定の対象とみなされている。

高次脳機能障害によって日常生活や社会生活

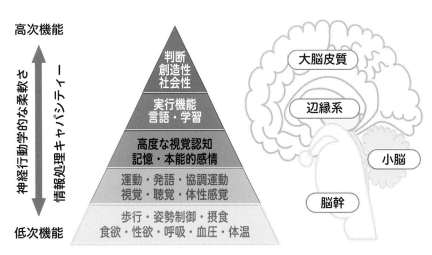

図14　高次脳機能と低次脳機能

に制約があると診断されれば「器質性精神障害」として，精神障害者保健福祉手帳の申請対象となり，申請時に必要な診断書の記載は，精神科医に加えて，リハビリテーション医や神経内科医，脳神経外科医なども可能である。

陰性症状と陽性症状

陰性症状とは，損傷部位が担っていた機能が消失あるいは低下したための症状と，より高次の神経機能（部位）の損傷により促進性インパルスが減弱し機能が低下した状態を意味し，陽性症状とは，より高次の神経機能（部位）の損傷によって，抑制性のインパルス（制御）から解放され，低次の神経機能（部位）の活動が亢進した状態のことをいう。

失　語

失語（失語症）とは，言語をつかさどる脳部位が損傷されて，言葉を話す，聴いて理解する（聴覚的言語理解），文字を読む，文字を書く，復唱するといった言語機能に障害をきたした状態を意味する。前述のように右利きの人の99％では左大脳半球に言語機能が偏在するので，多くの場合，左大脳半球の損傷で失語を発症する。喚語困難は，物品の名称が言えない，人名を思い出せないなど，言うべき単語を想起できない症状で，失語において最も一般的に見られる症状の１つである。失語の臨床像は，喚語困難のみを呈する軽症の失語から，ほとんど自発語がなく，聴覚的言語理解も重度に障害された重症の失語まで，脳損傷の程度や病巣の広がりによって多様である。前頭葉損傷では，発話量は少なく発語は非流暢であるが，聴覚的言語理解は相対的に保たれ，側頭葉損傷では，発話量は豊富で流暢であるが，語や音の誤りが多く，聴覚的言語理解が障害されることが多い。

失　行

失行は，健常人ならば数秒で完結することができる単純な動作パターンを実行する行為の障害と定義される。すなわち，「バイバイ」や「敬礼」など指示された動作の内容が分かっており，麻痺はないにもかかわらず，指示された簡単な運動を正しく円滑に行うことができない状態をいう。衣服の上下や左右を間違えたり，着る順序を間違えて正しく着ることができない状態を着衣失行といい，右半球損傷で多く見られる。

失　認

見えている，あるいは聞こえているにも拘らず，その対象を正確に認知することができない症状を失認という。見えているにもかかわらず，物品の名前が言えない症状を物体失認，顔を見て誰だか分からない症状を相貌失認という。聞こえているにもかかわらず，音楽の音程やリズムが分からない症状を失音楽という。見えているにもかかわらず文字が理解できない症状や，聞こえているにもかかわらず言葉が理解できない症状は，失認に含まず失語に分類する。

視空間認知障害

視力が保たれているにもかかわらず，視空間の半側に存在する対象物を無視する，物をきちんそろえて配置することができない，積み木やジグソーパズルがうまくできない，道に迷うなどの症状をまとめて視空間認知障害といい，左半側空間無視，構成障害（構成失行），地誌的失見当識などが含まれる。

大脳半球病巣と反対側の視野に存在する対象物を無視する症状を半側空間無視という。左半球病変右半側空間無視が出現するのは１割以下であるが，右半球病変では半数近くに左半側空間無視が出現する。日常生活では，皿の左半分

の食べ物を残す，体の左側を壁にぶつける，本の左側のページを読まないなどの症状も見られる。

構成障害は，対象物の空間的な位置関係の正確な把握が困難になるので，簡単な幾何図形の模写や，立体的な図柄を描くことが難しくなり，積み木やジグソーパズルを完成できないなどの症状を呈する。左右の頭頂葉病変で出現する。

通い慣れた場所で道に迷う症状を地誌的失見当識という。熟知した街並みの風景の目印（ランドマーク）を正確に認識できないこと（街並失認）や地図上で目的地と自分のいる場所の位置関係を把握できないこと（道順障害）などが原因と考えられており，後頭葉損傷で出現することが多い。

記憶障害

記憶は時間軸に沿って，短期記憶と長期記憶に分類される（**図15**）。短期記憶は，即時記憶とほぼ同じ意味で用いられ，調べた電話番号を憶えて電話をかけるまでの数秒間の記憶など，1分以内の記憶と定義される。長期記憶は，さらに近時記憶と遠隔記憶に分類される。近時記憶は，数週間前の旅行の思い出，前日の夕食の

献立，数時間前の電話の会話内容，数分前の自分の言動など1分以上，数カ月前あるいは数年前の記憶で，アルツハイマー型認知症では特に近時記憶の障害が顕著になる。遠隔記憶は，数十年前の若い頃の思い出や歴史的事実などを意味し，近時記憶の障害を有する場合でも，遠隔記憶は相対的に保たれることが多い。将来の計画や行事予定などに関する記憶は展望記憶と定義される。

記憶内容を言葉で表現できる記憶を陳述記憶といい，記憶内容を言葉で表現できない記憶を手続き記憶（非陳述記憶）という（**図16**）。陳述記憶には海馬，手続き記憶には大脳基底核と小脳の機能が関連すると考えられている。陳述記憶は，さらに意味記憶とエピソード記憶に分類される。意味記憶は，事実や概念に関する一般的な知識，すなわち言葉の意味に相当し，その情報をいつどこで獲得したかのような付随情報の記憶は消失して内容のみが記憶される。これに対してエピソード記憶は，個人的な体験や出来事の記憶で「いつ，どこで，誰と，何を，どうした」についての記憶で，経験したときの感情や周囲の状況などの付随情報も一緒に記憶されることが特徴である。手続き記憶は，泳ぎ方や自転車の乗り方などのような技能や習慣に

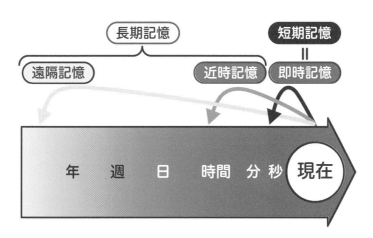

図15　時間軸に沿った記憶の分類

相当し，同じ経験を反復することにより形成され，いったん形成されると自動的に機能して長期間保持され，加齢の影響を受けにくい。

健忘とは，一般にエピソード記憶の障害を意味する。逆行性健忘は，発症（受傷）以前の自伝的なエピソード記憶の障害で，最近の記憶ほど失われやすいが，手続き記憶は保たれる。一方，前向性健忘は，発症（受傷）後の学習障害で，新しい情報やエピソードを記憶することが困難になる。

注意障害

注意とは，周囲に存在する多くの情報の中から不必要な情報を排除し必要な情報だけを抽出して，行動に持続性，一貫性，柔軟性をもたせる機能と定義され，脳内情報処理過程の第1段階であり，注意障害はすべての認知機能に影響

を及ぼす。注意障害や注意散漫は，集中力の低下と同じ意味で用いられることが多い。

飽きっぽい，あるいは簡単な作業を続けることが困難なのは持続性注意の障害，周囲の騒音などに気が散って作業を続けられないのは選択的注意の障害，予定を変更して作業を途中で切り上げて別の作業に取りかかることが困難なのは転換性注意の障害，さらに炊事をしながらその合間に洗濯機を回すなど複数の課題に同時に注意を向けることが難しいのは配分性注意の障害と解釈される。

実行機能障害（遂行機能障害）

実行（遂行）機能とは，目標に向かって問題を解決する能力，すなわち家事や仕事などの作業を，自分で計画を立て，適正かつ効率的に熟す能力と定義され，主に前頭葉の機能を反映す

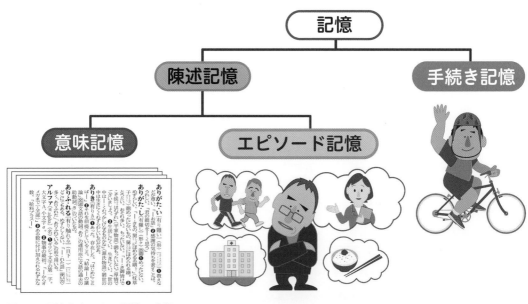

図16　記憶内容による記憶の分類

ることから，前頭葉機能といわれることもある。高次脳機能の中でも最も高次な機能といわれる。具体的には，①目標の設定，②プランニング，③計画の実行，④臨機応変に修正して効果的に熟す行動という4つの要素が動員されると考えられており，これらの過程を通じて，自分の行動を常に客観的にモニターする機能も必要とされる。

われわれの日常生活では，炊事，ゴミ出し，買い物，公共交通機関を利用した外出，銀行口座の管理，服薬管理など手段的日常生活活動を維持するために実行機能が必要で，認知機能の検査成績が良好でも，実行機能障害が存在すると社会生活が困難となる。

社会的行動障害

高次脳機能障害者支援の手引きでは，社会的行動障害の診断基準として，意欲・発動性の低下，情動コントロールの障害，対人関係の障害，依存的行動，固執が挙げられ，さらに訓練プログラムでは，抑うつ，感情失禁，引きこもり，被害妄想，徘徊も列挙されているが，こうした症状がすべて脳損傷と直接的な因果関係を有するか否かについてはいささか疑問の残るところである。この中には，脳損傷に起因する運動障害や認知機能障害に関連した人間関係の問題や経済的困窮などに対する心因反応も含まれている可能性が高い。

高次脳機能障害者の社会的行動障害による社会参加困難への対応に関する研究班の報告書によれば，感情コントロールの障害・易怒性が85％，金銭管理が困難が73％，対人技能の拙劣が72％，意欲減退・アパシーが71％，固執性が70％，暴言・大声が69％，依存性・退行が51％に認められたと記載されている。社会的行動障害は高次脳機能障害の主要4症候の1つであるが，理論的な裏づけがある単一の症候群ではないので，脳損傷の医学的情報に加えて，それぞれの社会的行動障害が生じた社会的背景や人間関係を含めて理解することが重要である。

2 高次脳機能障害と認知症との違い

「高次脳機能障害」は2001（平成13）年に厚生労働省によるモデル事業が始まって以来使われ出した名称であるが，この20年で少しずつ社会的に認知されるようになってきた。しかし，高次脳機能障害とはどういうものかという実態の理解については，まだ十分ではないように思える。高次脳機能障害と認知症の違いが分からない，というのもその1つである。厚労省による行政的「診断基準」では，進行性疾患としてアルツハイマー型認知症などの変性疾患は除外診断の対象になっているので，高次脳機能障害と認知症は違うらしいとは思われているが，ある点で高次脳機能障害と認知症は区別がつきにくい場合があることは事実である。認知症も高次脳機能障害と同様に，記憶障害や注意障害，遂行機能障害がある。さらに失語症のような言語障害があることも珍しくないうえに，易怒性やうつなど社会的行動障害のような言動の異常も見られるからである（表1）。

そのように似たところはあるのだが，表1にも示したように高次脳機能障害と認知症が決定的に違う点が2つある。1つは発症時期である。高次脳機能障害は，交通事故とか脳血管障害とか脳損傷を受傷したことを契機に症状が始まるので，発症時期が明瞭である。一方，認知症は発症時期が不明で特定できないことが普通である。何年もかけて少しずつ記憶障害などが重度になっていき，日常生活がしづらくなって初めて認知症と診断される。

もう1つは，図17に示したが，とても大切なことで，回復が見込めるかどうかである。高次脳機能障害は，個人差はあるが治療やリハビリテーションで回復していく。完全に元の状態に戻れなくとも，ゆっくりと，時には何年もかけて回復していく。それに対して認知症は一度発症すると治療する手段はなく，回復は見込めない。早期発見して進行を緩やかにする手立てはあるが，時間とともに進行性に認知機能が低下し，生活上の不自由が大きくなってくる。

実際には，若い世代で脳損傷を受傷後に「物忘れ」や「集中力の低下」といった「認知症」に似た症状を生じるために，以前は「若年性認知症」とみなされていた。厚労省による2009（平成21）年3月に行われた「若年性認知症」についての疫学調査では，原因疾患のトップは約40％の脳血管性認知症であった。脳卒中などで生じた認知機能の低下が認知症とみなされていたのである。頭部外傷後遺症も7％であり，交通事故などによる頭部外傷も同様の捉え方をされていた。

ところが，2020（令和2）年3月に厚労省が行った若年性認知症に対する実態調査での原因疾患はアルツハイマー型認知症が52.6％でトップになり，脳血管性認知症は17.1％に減っている。頭部外傷による認知症も4.2％に減っている。つまり10年ほどの間に，高次脳機能障害は認知症とは違うという理解が，不十分ながらも進んできているということである。

しかし，「高次脳機能障害は認知症とは違う」と説明を受けても，それでもなお，家族など支援者の中に，高次脳機能障害と認知症の違いが分からないという人がいることも事実であ

表1　高次脳機能障害と認知症

	高次脳機能障害	認知症
症状	記憶障害 注意障害 遂行機能障害 失語	（中核症状） 記憶障害 注意障害 遂行機能障害 見当識障害 失語など
	社会的行動障害	心理行動障害（BPSD）
発症時期	脳損傷の受傷を契機とする	特定できない
予後	回復する	進行する 重症化へ向かう

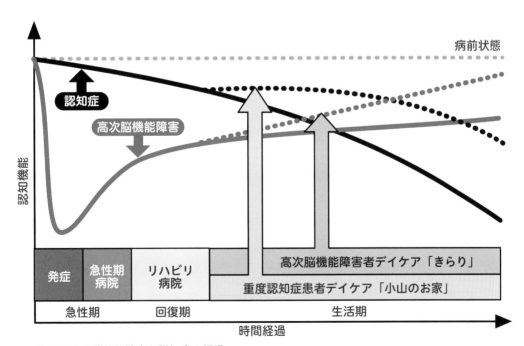

図17　高次脳機能障害と認知症の経過

る。そういう支援者の想いを聞いてみると，特に高次脳機能障害の当事者が，失語症などのために言いたいことを思うように伝えられなくてコミュニケーション障害がある場合が多いのだが，家族などの支援者からみると，支援者の思いが伝わらなくて，当事者が支援者の期待しているように行動してくれない場面が続くと，「"分からない"のは認知症ではないか」と思ってしまうのである。認知症に対するネガティブイメージが強い人ほど，高次脳機能障害の当事者の言動に認知症を重ねてしまいやすいと思われる。

第Ⅱ部

脳損傷者のリハビリテーション
―医療の取り組みと社会復帰

1 発症から生活の再構築まで

A 発症から生活の再構築までのリハビリテーション

　本書の「はじめに」で紹介されているが，筆者はリハビリテーションを「何らかの疾病，外傷などに起因する損傷がある人が，身体・認知能力の改善を図りながら，心理的に立ち直って主体的に活動して社会参加を果たし，さらに支援の『受け手』でありながら『支え手』を担うこともあり，地域に住む人々が障害のある人と双方向に学び合う社会を目指すこと」と，発症から生活を再構築する社会の中での過程と捉えている。キーワードは「人」「発症から地域生活まで」「主体性」「双方向」などである。これに「機能分化と連携」が加わり，1人の脳損傷の人がさまざまな局面で場所や関わる人が変わっていく。

　昨今，医療・福祉は機能分化し，脳損傷になった人は入院するが，急性期病院と回復期リハビリテーション病院に分かれる。急性期は，患者の命を救って全身状態が落ち着くように，さらに起き上がり，座る，離床，嚥下の取り組みなどを医師，看護師，理学療法士，作業療法士，言語聴覚士などが関わり，並行して転院，退院に向けて看護師，社会福祉士（ソーシャルワーカー）が関わる。

　回復期リハビリテーション病棟では6つの職種に薬剤師，管理栄養士などが加わる。公認心理士はほぼ関わっていないのが現状だが，今後関わることが期待される。病棟では看護師が主となり，1日の生活リズムや日常生活のさまざまな活動を自分でできるように練習しているが，その基礎となる麻痺がありながらの身体の動かし方，片手動作，発話，嚥下などの練習を理学療法士，作業療法士，言語聴覚士などが主に行い，それらを統合した会議を定期的に行っている。

　こうして，日常生活の活動がある程度できるようになれば，期限も関係するが，退院となる。ただし，退院すると日常的に医療職がいるわけでなく，自分で考えながら生活せざるを得ない状況になる。そのために，自分で考える「主体性」が問われる。高次脳機能障害や片麻痺などが突然発症して戸惑い，不安がある心理では難しいこともあるだろうが，入院中に「主体的に考える」練習が求められる。

　退院後は日々の生活を家族と支援者の協力を得て組み立てることになるが，生活の基盤づくりにはフォーマルな支援が必須である。ただし，人である以上楽しみ，役割をもつなどの社会参加の視点が欠かせない。その意味では，インフォーマルな活動も必須である。それらを統合する場が地域の生活であるが，これらを統合し

て方向性を示すことがケアマネジャーなど，関わる人に求められる。そして，徐々に主体性が育まれ，自らの状態を認識し対処することになると，歩行などの基本的な身体能力が向上することも少なくない。その意味では，退院後の地域生活は生活期でもあり「回復期」でもある。

　このような全体像を描きながら，機能分化している持ち場でそれぞれの専門職がおのおのの役割を意識しながら果たすことが重要である。

B 急性期治療とリハビリテーション

急性期の治療は主に点滴や内服で行われる。急性期病院では通常，発症から1カ月程度は治療とリハビリテーションが並行して行われることが多く，近年，発症直後からの離床や機能訓練が推奨されている。急性期病棟での過ごし方は，とにかく座ること，起き上がることが早期離床と身体機能改善への近道だといえる。逆にこの時期，ベッドで横になっている時間が多いと，回復に要する時間は反比例して延びていく。最も顕著に出やすいのが，足腰の関節が固くなり動かしづらくなる状態（拘縮），さらにつま先が伸びた状態で筋肉が固くなってくると立つ，歩くといったことへ大きく影響が出て，廃用症候群[*1]が進んでしまう結果になりかねない。1日起き上がることなくベッド上で過ごしてしまうと，骨格筋量が約0.5%低下するといわれている。人間の筋肉量が一番多いのが30歳頃であり，それ以降では1年1%減少するといわれており，起き上がることなく1日をベッド上で過ごしてしまうことは，いかに筋力量の減少が早いかが分かる例である。余談ではあるが，無重力の宇宙空間では，宇宙飛行士はトレーニングしないと1日1%筋肉が減少するといわれている。

では，どうすべきかを述べる。

具体的には良い姿勢で座ることを心がけること。「起き上がり」から始めて「きちんと座る」ことを繰り返していくうちに姿勢は徐々に安定し，耐久力もついてくる。排泄，整容，食事といった基本的な生活行為を繰り返すことで生活にも意欲が出て，リハビリテーションの訓練も効果的に進めていくことへとつながっていく。

入院して1カ月で約6割の患者が自宅に退院[*2]できるが，病気は治ったけれども，何らかの活動に障害が残った場合，回復期リハビリテーション病院や地域包括ケア病棟へ転院していくことになる。転院先を考える際には，主治医の今後予想される回復具合や獲得できる動作等の説明を受けたうえで，自宅が難しいと想定される場合は，メディカルソーシャルワーカー（MSW）や病棟の入退院支援看護師に，入院初期から相談に乗ってもらい，早めに退院先を考えておく必要がある。症状の経過をみて，治療に一区切りつき，あとはリハビリテーションを集中的に行う段階に入った場合，専門性に特化した回復期リハビリテーション単科の病院へ行くことが多いか，基礎疾患が多い場合，例えば循環器疾患，透析をしているなどの場合は，総合病院の中にある回復期リハビリテーション病棟のほうが，総合的にみてもらえ対応できるメリットがある。

*1　廃用症候群：過度に安静にすることが長期間続くことで，筋肉や関節が萎縮すること。心身の機能低下を指す。
*2　平成30年度入院医療等調査より。

C　回復期リハビリテーション

回復期リハビリテーション病院はどんなところ

　回復期リハビリテーション病院というところは，外来や救急外来から直接入院することができない病院（病棟）である。必ず今入院している病院から紹介をしてもらい転院をしていくところになる。個々の状態にもよるが，リハビリテーションを効果的に進めていくためにも，急性期病院から回復期リハビリテーション病院へ転院するまでの目安として脳血管疾患の場合1カ月ぐらいの期間が理想的だといわれている。

入院時に各職種が集まり患者の動きや理解力などを評価する

　入院してくると，まず患者と担当するスタッフとが一緒になり，介助が必要な場合でも支援をしながら患者に実際に動いてもらい，また簡単な会話のやり取りをして，現時点でどれくらい動けるか，理解がどの程度できるかをみる初回評価を実施する。そこで現状を確認し，今後の見通しを立てていくことになる。回復期リハビリテーションではカンファレンス（情報共有し目標を定める話し合い）が多く開催され，患者個々のものであれば月1〜2回，状況が変わればその都度カンファレンスを実施しているところが多い。患者1ケースずつ時間をとってカンファレンスを行う場合や，全患者を短時間でカンファレンスをすることもある。いずれも現状の確認や退院時の目標を設定し退院支援の状況などを，多職種（医師，看護師，理学療法士，作業療法士，言語聴覚士，薬剤師，MSW，栄養士等）で確認していくのである。そのカンファレンスで話し合った結果を，医師から後日，説明をすることになる。説明の際はチームの方針として伝えられ，医学的な話から始まり，退院するおおよその時期や退院時にどこまで能力が獲得できるかなどを説明していくことになる。

入院するのに特別な準備はある？普段着と自宅間取り図や写真

　普段着を用意するよう言われる回復期リハビリテーション病棟が多い。日中は普段着を着用し，朝晩の着替えそのものを練習として取り入れるためである。身体の麻痺の状況にもよるが，かぶりのタイプより，ボタンがついた服が練習に向いている場合もあるのでスタッフに確認するとよい。靴に関しては運動シューズまたはリハビリシューズがベスト。よく見られるのが簡易的なマジックタイプのものでスリッパの延長のようなものでは歩行訓練時，脱げてしまうことがあり，非常に危険である。小学生が履く体育館履きも安価でしっかりしているので訓練時に着用するには向いている。

家屋調査

　入院初期または退院1カ月前に自宅へ一緒に行って動作や動線を確認してくる作業がある。介護保険でのレンタル品や手すりの設置などを検討し，環境調整を検討してくる。自宅退院に向けて，事前に間取り図の提出や写真の提出が求められることがあるので，入院時の説明で確認するとよい。家屋調査の結果をもとに，どのような動作が不十分で，残りの期間練習をして

いかなくてはならないか，病棟でどう過ごして
もらうかを再度考えていくことになる。

あると便利なもの

身近なもので，全身に塗ることができるスキ
ンケアクリームを持参すると重宝する。高齢者
は車椅子やベッド柵に少しぶつかっただけでも
皮膚が脆弱なので傷ができ，場合によっては剥
離することがあるため，保湿も兼ねて塗ってお
くと皮膚トラブルの予防に一役買うのである。

入院中にすること

回復期リハビリテーション病棟では一にも二
にも練習が必要である。訓練量に関しては容量
依存といって，原理はスポーツや勉強と同じで，
効果はやった回数に比例してくる。大きく改善
が見込める期間はおおよそ発症後6カ月といわ
れ，その期間をいかに過ごすかが勝負となる。
野球がうまくなりたいのに，サッカーの練習を
しても野球が上手になることはない。歩くなら
歩行練習，料理なら調理の練習をしないとでき
るようにならない。そのためにはリハビリテー
ションにおける訓練時間以外の過ごし方も非常
に大切で，自主練習をすること，特に足腰を鍛
えるための起立訓練が有効とされている。根拠
は70回以上といわれており，慣れてくると1
日100〜200回できるようになる。看護師に見
守りをしてもらい，歩行練習等を自主練習とし
て行うのも効果的である。また，スマートフォ
ンは，指の運動に一役買い，メールのやり取り
ができたら，高次脳機能障害の改善に向けた取
り組みとしても非常に効果的である。

自宅復帰のポイント

排泄が自立できるかどうかは自宅復帰の際に
非常に重要になってくる。面談時に家族が不安
に感じていることや，自宅で過ごしてもらう条
件として排泄の自立を挙げる家族が多い。やは
り家族にとって負担と感じるのは下の世話をす
ることのようである。身体機能が高まったとし
ても，必ず自宅に帰れるわけではない。独居の
場合と介助してくれる家族がいるか否かでは，
同居より，独居での生活は身体機能が高くない
と自宅へ退院することが難しい傾向にある。ま
た身体機能が高くても認知機能低下や高次脳機
能障害があると，自宅へ戻ることが難しくなる
傾向が強い。

認知機能や高次脳機能障害の程度にもよる
が，自宅に帰れる条件が3つほどある。

①危険を認識できるか？
②危険を自分で避けることができるか？
③危険なときに人を呼ぶことができるか？

安全に過ごせるかどうかが，判断のポイント
になる。

入院期間について脳血管系の場合，平均で約
80日の入院日数を要する。回復期リハビリ病
棟は全国同じルールで入院期限が設けられてい
る。その上限は脳血管疾患150〜180日（高度
な高次脳機能障害を伴う場合は180日），整形
疾患（大腿骨骨折，圧迫骨折等）90日，廃用
症候群90日等となっている。

入院中に行われる医師との面談では退院時に
どれくらいまでできるようになっているかを聞
いてみるとよい。とにかく分からないことだら
けの入院生活なので，担当の看護師やリハビリ
スタッフなど身近にいる人に相談をするのもよ
い。担当スタッフは，より親身になって話しを
聞いてくれ，自分が思い描く生活をできるだけ
長く続けられるような創意工夫を提案してくれ
るはずである。

生活期リハビリテーション

生活期のリハビリテーションとは

　生活期では，入院によるリハビリテーションが終了し，地域へと生活の場が移る。実際に生活する土地・環境で自己実現していけるようにさまざまなサービスを使いながら生活の再構築を図るため，生活そのものがリハビリテーションといえる。

　退院直後は在宅生活の安定を図っていく。日々のスケジュールが決められていて，構造化された入院の環境から一変し，地域で生活することになると選択の幅が広がるため活動が複雑になる。生活のスタイルを決めるのは，当事者あるいは家族となる。あふれる情報と対峙し，自身で判断しなければならない場面に直面して初めて，さまざまな問題が顕在化することがある一方で，住み慣れた地域，見慣れた顔ぶれの近所の方との触れ合いを再開することができるようになり，病院生活よりも気持ちが安定することもある。一歩一歩ステージを上がるように，職業生活や家庭内役割，社会的役割などを担えるよう準備をするが，移行にかかる時間は人それぞれである。支援機関もさまざまなので，利用できる資源を知り，地域の支援者と相談しながら自己実現を図る（図1）。

　まず，生活の基本の健康を整えることが大切になる。睡眠や食事，排泄について安定できるよう調整し，活動する土台を作る。そのうえで制度を利用するなどして，経済的，精神的な不安を減らし，これからのことに目を向けるようにする。その日暮らしの状況では，先の見通しをもつことが難しい。このようにベースを整えたうえで行えること・方法を探していくことが大切である。方法を探すためには，障害当事者の身体機能や高次脳機能などの症状を知り，環境との間にどのような障害が生じるのかを当事者や周囲の支援者が共有する必要がある。支援の方法を検討したり，環境の変更や代償手段として自助具の使用やスマートフォンで予定を管理するなど，生活の工夫をするのが大切である。一足飛びに元の生活を望んでしまうことが多くあるが，目標は高く掲げず，短期的に叶えられそうで意欲的に取り組めることから始めるとよい。

　まとめると，①生活のリズムを整え，自分でできること・役割を増やす，②本人・周囲が障害を知り，情報共有をする，③生活しやすい環境（人的，物的）を整える，④代償手段を取り入れる，⑤意欲的に取り組めること・好きなことから始める，⑥難易度は高く設定せず，少しだけ努力すればできることを目標にする。

　家族は，脳損傷者の支援者でもあるが，初めて障害のある人の家族となった当事者であるともいえる。自身を含めた家族を守るためのさまざまな手続きを行うのと同時に，気持ちの吐き出し口を作ることが大切になる。不安や困り事などを相談できる支援者を見つけて，家族自身の気持ちの安定を図る必要がある。医療職や福祉職，親族など相談相手が複数人いたほうが吐き出し口が増えると思われる。

生活期の支援体制

　復職や家庭内役割の創出，社会参加などを進めるためには，地域で関わる様々な機関・支援ネットワークを活用していくのが大切となる。図2のように，支援のネットワークは細分化さ

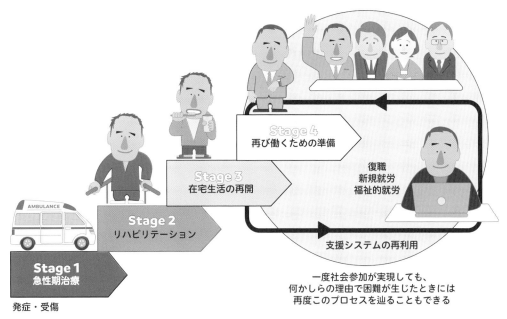

図1　社会参加の支援の流れ

Stage 1　急性期治療
発症・受傷

Stage 2　リハビリテーション

Stage 3　在宅生活の再開

Stage 4　再び働くための準備

復職
新規就労
福祉的就労

支援システムの再利用

一度社会参加が実現しても、
何かしらの理由で困難が生じたときには
再度このプロセスを辿ることもできる

れており，障害当事者に合った組み合わせで利
用するのがよいが，それをすべて理解するのは
容易ではない。45ページ以降に利用できるサー
ビスや制度の説明があるので，参照されたい。
まずはこのように支援機関がたくさんあるとい
うことを認識しておき，支援をコーディネート
してくれる支援者へ相談するのがよいだろう。
　介護保険を利用する年齢や疾患であれば，支
援をコーディネートする役割はケアマネジャー
となる。住環境の整備や今後の生活をどのよう
に考えたらよいかなど，一緒に検討していくが，
一方で介護保険を利用しない当事者は，決まっ
たコーディネーターがいない状況で地域生活を
スタートすることになる。不安がある場合は，
入院中に退院時のコーディネーターである病院
の MSW に相談しておき，各市町村の障害支援
担当や障害者相談支援事業所（障害支援のケア
マネジャー）につないでもらうなど，働きかけ
るとよいだろう。
　生活期では，障害者手帳の取得を検討すると

よい。障害者総合支援法により補装具（車椅子・
下肢装具など）の作製や住環境整備を行うこと
ができ，退院後の支援体制の構築や利用できる
サービスの情報提供が可能である。また，障害
年金の受給申請や交通事故，労災事故後の後遺
障害認定は，退院して時間が経ってからの申請
になる。そのため，未申請のままになっている
人も少なくない。医療機関による診断書も必要
になるので，覚えておくとよい。また，子ども
が小さい場合，児童扶養手当などの申請も行う
ことができる。
　身体の機能訓練については外来通院する場合
があるかもしれない。機能の向上を図る一方で，
生活が拡大できるような練習や社会参加に向け
て日中の活動場所を検討するのが大切である。
訪問リハビリで生活の拡大を図ったり，障害当
事者が意欲的に取り組める好きな活動ができる
通所先を選択するとよい。介護保険であれば通
所リハビリやデイサービス，障害者総合支援法
であれば自立訓練（有期限事業：機能訓練，生

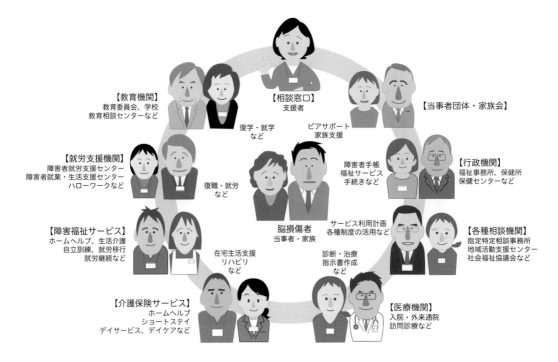

図2　生活期の支援体制

活訓練）を利用して生活リズムを整え，機能・適応力の向上や同様の障害をもつ利用者との交流を図ることができる。

　就労していた人は休職の期間などを明確にしておくことが大切となる。気づいたら復職期限を過ぎてしまっていたという人も少なくないため，介護保険を利用している場合はケアマネジャーに伝えておくとよい。障害者総合支援法の就労支援事業所の利用や障害者職業センター，障害者就業・生活支援センターなどの利用も検討することができる。復学についても，学校と調整することで個別に対応してくれる先生をつけるなど，対応してもらえる場合がある。

　車の運転を再開したい希望がある場合，脳損傷後の再開には安全のための手続きが必要になる。運転の練習について対応している教習所もある。流れについては自動車運転の章を参照されたい（63ページ参照）。

　公的サービスのほかにインフォーマルなサービスや家族会・当事者団体などの活動もあるた

め，本書を利用して脳損傷後の生活の構築に役立てていただきたい。

主体的に生活できるようになるために

　生活期のリハビリテーションは，より主体的に社会との関わりを再構築していくプロセスになる。「生活期のリハビリテーションとは」の項で述べたように，小さなステップを踏む中で成功体験を重ね，さらに次のステップへチャレンジする形で生活を組み立てていくことが大切である。主体的な生活の構築のためには就労や復学，家庭内の役割のほかに余暇的な楽しみの活動の充実も大切である。日常と違う経験の積み重ねが達成感につながり，日常の生活にも影響しQOLが高まり，人生を楽しめるようになったという報告も少なくない。

　●スポーツ：ゲーム性があるため，体力増進の運動の中でもモチベーションが上がりやすい

特徴がある。人と出会える，喜びを分かち合えるという魅力がある。

●旅行：「旅リハ」「ユニバーサルツーリズム」などと表現される。旅を通して心と身体を元気にし，人や文化・自然との交流，アクティビティへのチャレンジを通じて，新たな可能性に気づき，毎日の生活に対する自信や意欲を高めていけるといわれている。

●文化芸術活動：絵画や陶芸などの創作活動からダンス，演劇，コーラスなど仲間と協同で創造するものなどさまざまな活動がある。作品を通して，賞賛したり励ましたりする機会はモチベーションにつながり，喜びの分かち合いや一緒に作り上げる達成感につながる。

詳しくはⅢ部の各活動を参照されたい。

E　脳損傷者を支援する職種

医　師

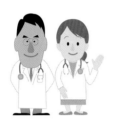

　回復期・生活期でも医師の役割は，障害を背負って生活の再建に向かう患者のサポートチームのコンダクターである。ただ，回復期と生活期ではサポートチーム・そのスタンスが違う。

　回復期は，機能障害，能力障害に対し，より効果的・効率的なリハビリを提供する期間であり，それが有効な期間である。また，障害を抱え心身が萎えた患者さんのモチベーション・アドヒアランスを高め，希望の灯を再点灯するために患者に寄り添う姿勢が求められる。これらを踏まえて，チームを率いる。入院期間中，心身の評価→目標設定・リハ処方→リハ実施→再評価→目標の再設定・リハ処方→リハ実施→…このサイクルを次の人生目標に向けて行っていく。

　生活期は，在宅などの生活場面における生活の再建（re-design）である。退院直後は実生活への順応期で，生活機能の再チェックと生活圏拡大への方向づけへのアプローチが重要となる。その後は参加・希望へのアプローチとなる。チーム編成は変わる。リハスタッフにとどまらず，患者本人・家族・施設スタッフ・他のサービス提供所から来るリハ・看護スタッフなど，本人に関わるすべての人を巻き込むことがポイントである。1日24時間，週7日をどう活用

して心身機能を高め，より高い QOL に結び付けられるかがリハ医に求められている。

看護師

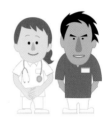

　回復期リハビリテーションに携わる看護師は，リハビリテーションで獲得した動作を病棟生活に活用してもらうため，生活のお手伝いをしながら安心してリハビリテーションが進められるように患者を支援していくことである。患者のできることを見極め，患者自身ができるようになるため，いかにスタッフの手から早く手放すことができるような関わりをもち自立へ持っていくことが鍵となる。ゆえに，日常生活の動作をしっかり観る，支援するといった仕事が中心となり，患者はもとより家族も含めたトータル的な関わりが必要とされている職種である。退院後がゴールではなく，退院後の生活こそが本番であることを念頭に置き，退院後のことを考え，入院中から関わりをもつことが重要である。リハビリテーションがメインとなるため急性期のような医療処置などはかなり少ないが，急変対応もあり，一般床と同程度の知識・技術も必要である。

　看護師は患者に一番近い存在でもある。寄り添いながらも，少しでも自分でできることが多くなるよう介入し，時にはコーチングをしながら患者の状態把握，精神面の援助をしていき，

生活の質を上げ在宅生活へと導いていく。多職種連携においても調整・つなぐ役割もあり、患者との重要な橋渡しをする役目も担っている。

理学療法士

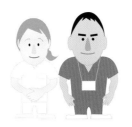

回復期と生活期における理学療法士の関わりについて述べる。

回復期では、状態が安定した後、身体機能の回復や日常生活の改善を図り、自宅へ退院することが主な目標となる。理学療法では、座る、立つ、歩くなど日常動作の基本となる練習を行い、練習がどのような動作や場面に結び付くかなど説明も重要である。中でも安定して座れることは、立つ、歩く、バランスをとることにつながる基本動作と考える。

急性期を乗り越えたとはいえ、本人にとっては自身の体がどのように変わっていくのか予想もつかず、不安な気持ちをもちつつの日々と思う。この時期は、本人のできることを増やし、少しずつ回復（変化）していくことを本人、家族と共有することが重要である。

生活期では、訪問療法や通所サービスで関わる。生活の不便さを感じ予測しなかった事態が生じることもあり、まずは、生活の中での動作の安定を図ることを目標とする。また、過剰な運動や動作により痛みや変形を引き起こすこともあるため、具体的な動作場面で体の使い方がイメージできるように説明を行い、自己管理について働きかけることが必要である。そのうえで、自宅、通所などの限られた空間から、行きたい場所ややってみたいことなどについて本人のペースに合わせて取り組み、その人の生活を広げる視点をもった療法が重要となる。

生活期は、回復期の状態を維持することが目標のように捉えがちだが、時には年単位の時間をかけて本人の能力を伸ばし、その人らしい生活を構築する時期といえる。

作業療法士

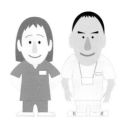

作業療法士は、「人−作業−環境」の相互作用から健康を捉え、障害となる部分の割合を減らせるように治療することで、人の自己実現を推進する療法である。つまり、「人」である、その人の身体機能や情緒、認知機能のみならず価値や好みなどを理解したうえで、「作業」である、人のしたい意味のある活動を分析し、「環境」としての人とのつながりや周囲の支援者などの人的環境や場所や空間、設備などの物理的環境を評価し、調整したり練習する中で作業獲得を目指すということである。

ここで、具体的に脳損傷者の例を挙げると、本人の麻痺の程度や座位・歩行能力などの身体の状況、不安感や焦燥感、発症についてどう捉えているかなどの心理状況、半側空間無視や記憶の障害などの高次脳機能障害など、その人の特性を理解することから始まる。次に、本人が行いたい作業として例えば入院中の場合、身の回りの着替え、トイレ動作などのセルフケアや、売店まで行き好きな雑誌を買うことなどを作業目標とする。生活の場においては、朝ご飯を家族の分用意することや、1人でスーパーまで行き買い物をすることなど、手の届く作業目標を本人と作業療法士の共通の目標とする。その「作業」を分析し、本人の行いやすい作業手順や方法を検討し、実際の場で練習し、環境として、片手でも使いやすいキッチンのレイアウトにす

るなど周囲の環境を踏まえて調整し，作業の獲得を支援していくものである。

言語聴覚士

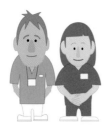

　言語聴覚士は1997年に国家資格として制定され，2023年3月現在，有資格者は38,200人となっている。実際に働いている言語聴覚士は約3万人程度であり，看護師の100万人と比較してもかなり少ない職種である。病院に入院して初めて言語聴覚士の名前を知る人も多い。

　言語聴覚士は，ことばや聴覚，食べることに関する障害のある人たちに対して，評価や訓練，相談などを行う専門職である。回復期・生活期の言語聴覚士は，主にリハビリテーション病院や介護施設などで働いており，Ⅰ部「脳損傷」の項で挙げられている「言語障害」「嚥下障害」「高次脳機能障害」のリハビリテーションを行う。

　「言語障害」「高次脳機能障害」の影響で社会生活，日常生活上のコミュニケーションが困難になったり，「嚥下障害」の影響で食べることが困難になったりする。これまで当たり前にできていた "コミュニケーション" と "食べること" ができなくなったときの喪失感はきわめて大きなものであるため，障害のある人たちの心に寄り添うよう努めている。

　病院や施設においては，これらの問題や残されている "できること" をていねいに評価し，訓練を行ったり，家族や周囲の方に関わり方のポイントを伝えたりする。言語機能や高次脳機能については回復に時間を要することが多く，入院中に行うリハビリテーションのみではなく，自宅に戻ってからの社会的な関わりも重要になってくる。外来での復職に向けたリハビリテーションや失語症者への意思疎通支援に関わったりもしている。

公認心理師

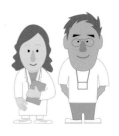

　脳損傷者のリハビリテーションにおいては，脳損傷者本人だけではなくその家族の心理面のケアも重要である。これまで医師・看護師をはじめとした専門職がそれぞれの立場から携わってきたが，2018年からは，民間資格である臨床心理士に加えて，国家資格としての公認心理師が，医療・福祉のさまざまな領域でも活躍し始めた。今のところ心理職は，医療機関では特に精神科や心療内科などで雇用されることが多いものの，リハビリテーションの現場にも活動の場を広げつつある。

　脳損傷後の障害は，損傷の部位や広がりによって認知，感情，行動などいろいろな面に及び，その現れは1人ひとり違ってくる。また，脳損傷の直接の結果に対して，脳損傷者本人もその周りの人も戸惑ったり落ち込んだりするなど，心理的な反応を示すだろう。その反応には，その個人の発達的な要因や対人環境的な要因も影響する。

　そこで必要になるのは，1人ひとりの患者の心理行動面の特徴を，神経心理学的な検査ツールや観察などを通して客観的に評価することである。また，その評価をもとに認知リハビリテーションなどを行う実践も広がっているし，カウンセリング的な対応が効果をもつ場合もある。そのような支援の過程においては，神経心理学だけではなく，臨床心理学・発達心理学・認知心理学・社会心理学などの知識や技法を習得し

ている公認心理師の役割が今後ますます大きくなることが予想される。

社会福祉士

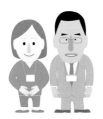

回復期リハビリテーション（以下，リハ）病棟に勤務する社会福祉士は，医療相談員やソーシャルワーカー（以下，SW）と呼ばれる。地域連携室や病棟に配置されるが，病棟（入院料1・2で体制強化加算を算定）によっては，その病棟の業務のみ行う専従の社会福祉士が配置される。

SW は病気や障害で生活上に支援課題がある患者・家族の問題解決を請け負うため，社会資源の情報や活用方法を得るように努めている。入院前相談から退院援助を開始し，安心して入院生活を送れるよう，あらゆる場面を想定して相談支援を行う。患者・家族・キーパーソンの身体・心理・社会的背景を伺い，病棟のチームメンバーへ情報を発信し，リハ計画に反映する。特に，経済的問題・介護力・住環境問題・復学・復職などの社会的背景に対し，退院後の生活を見据え，医療・介護・福祉サービスの提案や調整を行う。主治医と定期的に行う面談に同席し，病状や障害を理解するための援助を行うことも大切な役目である。

回復期リハ病棟では，疾患ごとに入院日数の制限があるため，この期間内に退院先や退院後のサービスを決める必要がある。次のステップへスムーズに移行するために，退院までのスケジュールを計画し，面談や退院前カンファレンスを行い，関係機関との調整を行う。

薬剤師

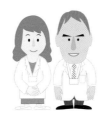

薬剤師は，医師の処方箋の内容を確認し，薬の量が適切か，薬同士の飲み合わせに問題がないかなどを確認し，正しく調剤することが主な業務である。そのほか，服薬指導や他職種からの相談応需など，薬に関するあらゆる業務を行う。

回復期リハビリテーション病棟に入院する患者の場合，基礎疾患に対して多くの薬を服用していることが多々ある。薬剤師は他院からの処方薬を確認し，医師と相談のうえで，薬物治療の継続を行う。また，入院時にはアレルギー・副作用歴の確認も行い，入院中の薬の効果・副作用の確認や，薬の追加・変更・中止に関して医師への提案など，入院から退院まで継続した薬物治療全般をサポートする。

退院後の服薬に向けては，主に看護師と連携し，薬の服用方法や管理方法について支援する。嚥下障害のため錠剤やカプセルをそのままの形で服用できない場合，薬の粉砕の可否の判断をし，剤形の変更や代替薬への変更提案などを行う。また，高次脳機能障害により薬の自己管理が困難な患者に対しては，薬カレンダーなどの物品の使用や家族の支援，訪問看護等サービスの利用を検討する。服薬指導は，患者が自己管理を開始する前や外泊・退院前などに，患者本人，必要に応じて家族に対して行う。在宅での服薬管理が安全・確実に行えるように薬の効果，副作用，薬と食品の飲み合わせ，飲み忘れ時の対応などについて説明する。

管理栄養士

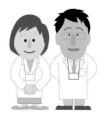

　回復期リハビリテーション（以下，リハ）病棟では，対象患者の高齢化に伴い栄養管理の重要性が高まり，管理栄養士が各病棟に配置されるようになった（入院料1は必須，入院料2〜5は努力義務）。

　管理栄養士は，病前の食事を含めた生活や，病棟内の生活状況を把握し，患者の栄養改善に必要な食事を，病状や咀嚼・嚥下機能を考慮した食形態で提供することが主な業務となる。そのため，入院時から定期的に栄養状態の評価を行い，検査データ・体重の推移・食事摂取量・リハ内容を踏まえて，提供する食事の栄養量や食形態の見直しを行う。

　また他職種と連携し，摂食・嚥下障害を有していても，できる限り口から食べられるよう支援を行う。食事は退院後の生活においても，栄養摂取だけでなく，病気の予防としても重要であるため，食事内容や食形態に配慮が必要な患者・家族に対しては調理指導を含め栄養指導を行っている。退院前には，患者・家族，ケアマネジャーをはじめとする退院後を担うスタッフと行うカンファレンス（退院前カンファレンス）に参加して情報を伝え，退院後も食事支援が継続して行えるよう努めている。

ケアマネジャー

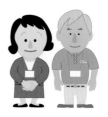

　ケアマネージャーは，介護保険で認定された要介護者や要支援者からの相談を受け，心身の状況に応じた適切なサービスが受けられるように，ケアプラン（介護サービス等の提供についての計画）の作成や，サービス事業者・施設との連絡調整を行うのが主な業務である。

　回復期リハビリテーション病棟から退院する患者の場合，疾患，残存する障害や現在の能力，介護者の有無，家族関係，自宅の環境，経済状況，生活習慣，趣味，価値観などについて，担当の社会福祉士や退院前カンファレンスを通して，入院中から多くの情報収集を行う。そこで得た情報をもとに，在宅生活への移行が円滑に進むよう，かかりつけ医を中心に看護・介護，療法士などの担当チームを編成し，本人・家族の力だけでなく，介護保険や社会資源などの制度の活用を検討する。

　自宅生活では，介護や生活の課題に直面し，家族の負担や不安感，本人の心理面にも大きな変化が生じることが多い。本人の役割や楽しみを引き出し，活動意欲を高められるように，多職種で連携し，自己判断や決定を尊重する。変化やリスクを見逃さず，個人・チーム・地域の強みを最大限に活かす視点をもち，継続的な情報収集，分析，総合評価，共有，支援計画の修正を繰り返し行う。本人だけでなく介護者や家族の生活の変化に伴う，身体的，精神的な支援や相談業務を行うことも，在宅生活を継続するためのケアプランを作成するうえで必要な役割である。

F チーム医療

多職種チーム医療の必要性

　脳卒中は，ある日，突然にやってくる。多くの脳卒中になった人々にお話を伺ってきたが，「今までの世界がまったく崩れ落ちてしまったような経験」「自分が自分でなくなるよう」「自分の立っている地盤が抜け落ちるような破局」「生きていても仕方がない」といった声が聴かれた。

　このような状態で，患者は多くの医療専門職の治療ケアを受けることになる。救急で運ばれた病院の集中治療室や急性期／亜急性期／回復期の病棟で，救急救命医や脳神経科医やリハビリテーション医，看護師，臨床工学技士，理学療法士，作業療法士，言語聴覚士，管理栄養士，医療ソーシャルワーカーなど，さまざまな医療専門職と関わる。こうした複数の医療専門職が1人の患者に関わるような考え方と実践は，「チーム医療」といわれている。

　医療界においては，一貫してチーム医療に対する関心は高いものがあるが，実践は難しいといわれている。筆者は1990年代後半からチーム医療について社会学の観点から調査研究し，4つの要素から捉えられることを示してきたので，ここではそれを紹介する。

チーム医療の4つの要素

　病院や診療所などで医療専門職の人々にインタビューをし，総合病院で参与観察をさせていただいた結果，チーム医療は4つの要素に分けられることが分かった。それらは専門性志向，患者志向，職種構成志向，協働志向である（**図**

3）。

　専門性志向：それぞれの職種のもつ専門性が重要なのだということを表そうとしている。ここで「チーム医療」とは，医療や看護が高度化し専門分化する中で，それぞれ医療専門職が高度で専門的な知識と技術をもち，自らの分野の専門性を発揮しながら，他の職種と業務を行ってゆく，ということ。

　患者志向：医療では医療専門職ではなく患者が中心になるべき，ということを表そうとしている。ここで「チーム医療」とは，医療専門職の都合よりも患者の問題解決を最優先に考えて医療を行うことであり，また医療上の意思決定では患者の意見が尊重されることをすべての医療専門職が共通了解としてもつ，ということ。

　職種構成志向：チームのメンバーとして，複数の職種が存在していることを表そうとすることである。ここで「チーム医療」とは，チームの一員として必要な職種の人々がそろっていて，彼らが公式に病院に雇用されている，ということ。

　協働志向：単に複数の職種が専門的な仕事を分担するだけではなく，互いに協力してゆくという意味を表そうとしている。協業という言葉で表されることもある。ここで「チーム医療」とは，複数の職種が対等な立場で，互いに尊敬し合い，協力して業務を行う，ということ。

　この4つの要素は，それぞれが互いを補い合ってチーム医療がうまくいくこともあるが，互いに対立する緊張関係にあってチーム医療が難しくなることもある。専門性志向，患者志向，職種構成志向，協働志向といったすべての要素が最大値をとっているところに，医療専門職の考えるチーム医療の理想型があるようである。

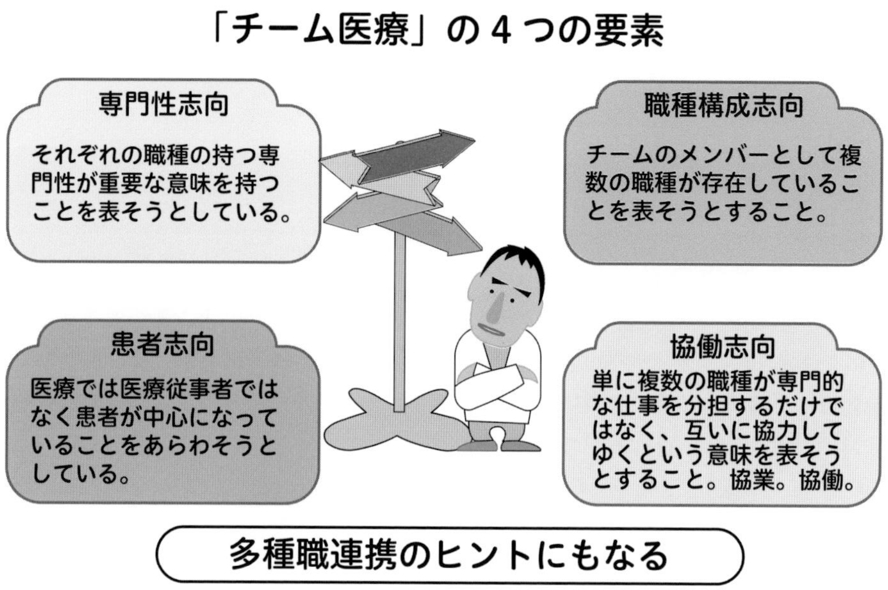

「チーム医療」の４つの要素

専門性志向

それぞれの職種の持つ専門性が重要な意味を持つことを表そうとしている。

職種構成志向

チームのメンバーとして複数の職種が存在していることを表そうとすること。

患者志向

医療では医療従事者ではなく患者が中心になっていることをあらわそうとしている。

協働志向

単に複数の職種が専門的な仕事を分担するだけではなく、互いに協力してゆくという意味を表そうとすること。協業。協働。

多種職連携のヒントにもなる

図3　チーム医療の４つの要素

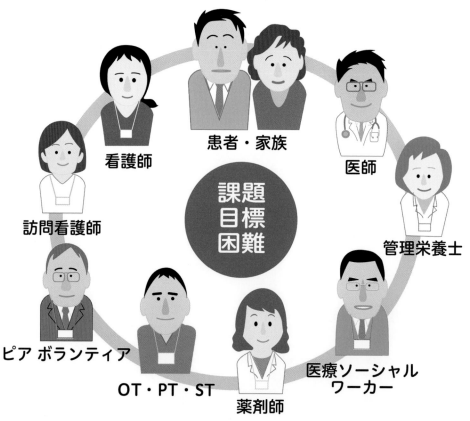

看護師

患者・家族

医師

訪問看護師

課題
目標
困難

管理栄養士

ピア ボランティア

OT・PT・ST

薬剤師

医療ソーシャル
ワーカー

図4　患者当事者の参画するチーム医療

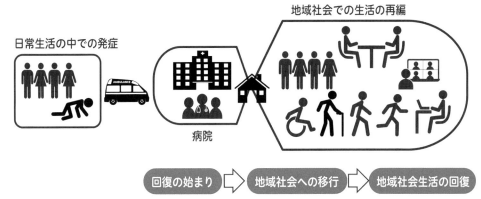

図5　患者の旅路（ペイシェント・ジャーニー）

そして，そこに向かうベクトル上のどこかの地点に，それぞれの医療専門職にとっての現実のチーム医療があるのだろう。

患者・家族もチームの一員に

医療専門職は，それぞれの資格に裏づけられた高い専門性をもっているので，置かれている立場や専門性によって，見方や考え方に違いがあることは当然のことである。だからこそ，違いを認識し，違いがどこから発していて，どのようにすり合わせることができるのか，あるいはできないのかを，患者中心に話し合うことが決定的に重要である。

そして，患者・家族もチームの一員として参加して，どんなことをしたいか，何ができるようになりたいかという課題を示すこと，そしてそのためにはどう困難を乗り越えたらよいのかを一緒に考えて，実践していくことも大切である（図4）。

ペイシェント・ジャーニー
という考え方

近年，患者の体験談やナラティブを活用することの重要性がますます高まり，「語りに基づいた医療（Narrative Based Medicine：NBM）」などといわれている。さまざまな長期にわたる複雑な症状をもち，多様な進路に開かれている患者の物語に思いを致すことを可能とする方法の1つとして，ここでは「ペイシェント・ジャーニー」という考え方を紹介したいと思う。

これは，病気の診断・告知から治療，生活の再建，終末期に至るまでを，医療者や家族や職場や地域との関わりなどを組み込んだ旅にたとえたものである（図5）。医療専門職が入院中や医療と関係のある部分だけでなく患者の生活や人生の全体を理解するため，また患者が，自身の患者体験を整理したり，将来構想を描いたりするために役立つのではないかと思う。「患者の旅路」のすべての地点を通じて，ケアを向上させ命を救うために，医療や福祉をつなごうとする「文化」を創っていけるといいと願う。

文　献
1)　細田満和子：チーム医療とは何か—医療とケアに生かす社会学からのアプローチ．日本看護協会出版会，2012
2)　細田満和子：脳卒中を生きる意味—病いと障害の社会学．青海社，2006
3)　細田満和子：「新しい自分」を見つける旅路．リハビリテーション医学　57：898-903，2020

G　医療者が「コーチング」を学ぶわけ

医療の特殊性は，前提条件として，病気に対する知識・技術・経験をもった医療者が病気の知識・技術・経験の少ない患者・家族とともに進んでいくことである。特に医師と患者の関係は医療の要で，それが治癒の過程に影響を及ぼすこともあり，双方の信頼関係なくしては成立しない。そのため，医療者は専門職としての倫理性・自主性・自律性を発揮させ，患者・家族の目線で，分かりやすく情報（疾患，病態，治療方針，合併症のリスク，他の治療方法，ケアなど）を説明しながら，治療・ケアし，患者・家族の状況に対する共感をもち，信頼関係を構築していくことが必要である。特に過去にあった医師が決定し，患者がそれに従うという考え方はなく，インフォームドコンセントを行い，守秘義務を守り，患者の多様性を理解し医療を進めていくためには，患者・家族を含む人間の捉え方が重要である。

人間は考える力や学習する能力があり，自分自身で意思決定することができるという基本的なスタンスと，潜在的には無限の能力をもっていると信頼し，問題を解決する力は患者の中にあり，専門職はその力をうまく引き出すような関わりをもつことが必要である。

特に脳損傷のある人は，回復期から生活期に苦悩し，自殺まで考えた人は少なくない。そのため，医療者は，苦悩する障害の中にある力を信じ，うまくいっていない状況の訳や何が妨げになっているかなどを対話し，相手の目標達成や自己実現を図る「コーチング」を学ぶことが有用である。

1）コーチの語源

「コーチ」という名は，ハンガリーの町名kcs（コチ）で，サスペンション付き4輪馬車が初めて製造され，その乗り心地の良さがヨーロッパに知れ渡り，馬車を「コーチ」と呼ぶようになった。そのサスペンション付き4輪馬車は，貴族や大事なものを運ぶために使われ，「コーチ」は「大事な人，物を運ぶ」ほか「目的地に運ぶ」の意味にもなった。

2）「コーチ」とは

「コーチ」（英語：coach）とは，訓練・指導する人，家庭教師，監督などを指すが，ここでの「コーチ」は，指示命令や上下関係はなく，相手と対等な関係で，その人が望む目標・自己実現を達成するために支援する役割をもつ人をコーチという。

3）「コーチング」の信念

コーチングの前提には，人間は考える能力があり，学習し問題を解決する力や意思決定ができ，潜在的には無限の能力があり，必要とする答えは本人の中にある。

4）「コーチング」とは

コーチングは現在，社員研修・人材育成向け・組織変革などさまざまな分野で使用されているが，ここでは，コーチを受ける対象をクライアントと呼ぶ。

例えば，医療界では，医療者がコーチとなり，患者がクライアントで，患者の目標達成に必要なスキルや知識，考え方を備え，行動することを支援するプロセスをいう。

5）コーチングプロセスとは

目標達成までの「コーチング」の流れをいう。

①セットアップ：コーチとクライアントとで，コーチングの進め方の合意を行う。

②目標の明確化：クライアントはコーチとともに達成したい目標をはっきりさせる。目

標が明確でないと，誰の目標で，何のために，何を「支援する」のか不明になる。

目的…目指すもの，ビジョン，あるべき姿

目標…数値化できるもの，手段，アクション

③現状の明確化：クライアントが設定した目標に対して，クライアントの現状について分析を行う。

④ギャップの原因：設定した目標が達成できない背景や理由について分析を行う。

⑤行動計画の作成：ギャップの原因を解消し，目標に向けて前進するための行動計画を練る。

⑥フォローアップ：コーチは，随時，行動計画の修正と改善を支援しながらクライアントが目標を達成するまで，①〜⑤までのプロセスを繰り返し行う。

6）コーチングの3原則

コーチが意識しているクライアントとの関わり方の3原則には，双方向・継続性・個別性である。

①双方向：双方向の会話で，クライアントの無意識を顕在化される。

②継続性：クライアントが着実に目標達成に近づけるため，コーチは継続的に関わることにより無意識を顕在化していく。

③個別性：双方向で継続的に実行し，それを1人ひとりの特性に合わせる。

7）コーチングの代表的スキル

①聞く（聴く）スキル

　a）相手に対する先入観をできるだけ排除する

　b）相手の話を最後まで聞く（傾聴）

　c）話の間の沈黙のとき自分から話さず，少し待つ

　d）話の合間に否定的接続詞を使わない

　e）聴き手に徹する

②ペーシングのスキル

「pacing（歩調合せ）」は，クライアントがコーチに対して，この人なら何でも話せると思

えるように，声のトーンや姿勢，顔の表情などや，相手と歩調を合わせたり，相槌を打ったりなど信頼関係を構築するには欠かせないものである。特に相手のニーズや気持ちに沿った情報やアドバイスを伝えることもあるが，言いにくいことを話す際は，許可を取る枕詞を使う（例：「ちょっと大切なお話があるのですが，今よろしいですか」），などである。

③質問のスキル

「質問」は，コーチがクライアントの目標達成に向けたさまざまな視点での質問をし，クライアントは受け答えから視野が広がり，無意識であった内容が意識化され，新しい考えや自己の気づきを自覚する。コーチは質問の意図や目的を明確にすることが重要で，クライアントの置かれた状況を分かり，タイミングや目的の質問が効果的か判断する能力が求められる。

④承認のスキル

「承認」は，コーチがクライアントの自己成長や，強み，良いところを積極的に認める。

　a）3つの承認

　・存在承認：相手の存在に気づいていることを伝える。

　　〔例〕あいさつ・クライアントの状態を具体的に話す。「お元気そうですね！」

　・成長承認：成長点を的確に伝える。

　　〔例〕「データが，以前より良くなっております。とても頑張ったのですね！」

　・成果承認：成果を伝える・「ほめる」ことである。クライアントに成功体験を話してもらう。

⑤フィードバックのスキル

【フィードバックの働き】

　a）人格の攻撃ではなく，相手の成長を願う援助的な行為

　b）相手の思いと言葉と行為との間のズレを指摘すること

　c）相手の存在を認める行為である

　d）コーチはフィードバックによって，現在のプランを修正し，必要な修正を加

え，将来に向けて適切な調整を行う。

⑥提案のスキル

提案は，コーチが命令・指示ではなく「行動の選択権は受け手にある」とし，クライアントに新しい視点を提供し，ゴールに向けサポートする。

⑦要望のスキル

人は無意識に行動や思考の枠を作っているため，コーチが「要望」することで枠を超える視点を見出すこともあるが，「行動の選択権は受け手にある」を常に考慮する。

参考文献
1）　新保幸洋：地域包括ケアステーション実証開発プロジェクト．コミュニケーションスキル研修会資料，2016
2）　コーチ・エイ 著，鈴木義幸 監：新版 コーチングの基本─この1冊ですべてわかる．pp. 143-150，日本実業出版社，2022

H　脳損傷者の支援における「主体性」の視点

　脳損傷により，程度の差こそあれ，それまでの人生が変わってしまった人にとって，「再び生きる」という意味のリハビリテーションは，それまでの目標を修正し日常生活を整え直していく過程となる。そこでは，自らその過程に関わっていこうとする前向きな姿勢が求められるだろう。その姿勢はしばしば「主体性」と呼ばれている。脳損傷を得た後に人生への向き合い方に変化が生じ，リハビリテーションの訓練やその後の生活の展望に影響が生じる人は少なくない。このセクションでは脳損傷者の主体性をどのように考え，いかに改善していくことができるのかを考えてみたい。

「主体性」とはどういうものか

　「主体性」は学校教育の分野などでよく使われるかなり日常的な言葉で，辞書的には，「自分の意志・判断で行動しようとする態度」と定義されている。日本脳損傷者ケアリング・コミュニティ学会の主体性研究委員会では，脳損傷者の「主体性」に関わるリハビリテーション場面のエピソードを収集したうえで，もう少し詳しく，「自分らしく生きるために，自分の意志・判断によって，自ら責任をもって決定または行動する態度や性質」と特徴づけた。そこに示されているように「主体性」という言葉には，その行動が何のために行われているか，その帰結を引き受けているかどうかといった面に関わる意味も含まれている。

　ただ，「主体性」は直接目で見たり手で触ったりできるモノ的な実体ではない。周りから観察される行動や本人であれば意識される心の状態の現れを言葉で仮に呼びとめたものである。

　脳損傷後にはしばしば心理・行動上の変化が生じ，社会的行動障害／情動障害ともいわれたりするが，そのうちいくつかは「主体性」の低下と見立てられることが多い。たとえば，「意欲・発動性の低下」や「依存性」に分類されるような行動がそれにあたる。また，「欲求制御の低下」「固執性」「反社会的行動」などといった行動障害が見られることもあり，その場合には逆に「主体性」の過剰として問題視されるかもしれない。自分のやりたいことのみに集中して周囲の迷惑，望ましくない帰結への理解が感じられないためである。

「主体性」の変化の原因

　最近は脳科学や神経心理学の発展によって，脳と行動の関係についての知見が蓄積されてきており，脳損傷後の主体性の変化も，脳の機能障害とみなされることが多くなってきた。例えば，左半球損傷に見られる抑うつ的な傾向の現れとして主体性の低下が説明されることがある。また，前頭葉損傷に伴う遂行機能障害と主体性の問題を関連づけて考えることもできるだろう。遂行機能は，行動のために目標を設定し計画を立案すること，あるいは自己を他者の目から見たり状況を考慮しながら目標への行動を調整したりする力を含んでいるからである。そうした力が弱まれば当然，物事への前向きな姿勢が弱まるのは想像に難くない。

　ただ，脳損傷者の示す行動は，脳損傷の直接的な帰結であるばかりではなく，そこには障害に対する本人の反応も含まれている。彼らは脳損傷後に自分の体験が変化したことを多かれ少なかれ意識しており，そうであれば感情的な反

応も示すし，さらにはそれに対処しようとすることもあるだろう。具体的には，自信をなくして落ち込んだり，周囲の人に頼りきりになったり，人や物に対して怒りの感情を向けたり，自分のやり方にこだわって周りの言葉に耳を貸さなかったりもするかもしれない。どういう反応になるかは個別性が大きいが，これらの2次的な「問題行動」もまた，周囲の人には主体性の変化と感じられる可能性がある。

「主体性」の問題への対応

　退院後も含む長期的なリハビリテーションにおいて健康な主体性を回復させ，それを維持していくことが重要だとしたら，専門職や家族など周囲の人はそのためにどんなことができるだろうか。脳損傷の直接的な帰結としての主体性の変化に対しては，医療の専門職に頼るほかないところもあるが，2次的に生じる主体性の望ましくない変化を予防したり改善したりすることは周囲からの働きかけにおいてある程度可能だろうし，そのような働きかけがなされる状況の中では，主体性の自然な回復も促進されるかもしれない。

　もっとも，周囲からの働きかけに対して脳障害をもつ人が期待どおりただちに反応してくれるとは限らない。特に，認知面の問題があるときには，周囲からの働きかけを受け止め，状態に気づき，行動を見直すという過程自体がうまく進まなくなっているかもしれないからである。まずは，リハビリテーションに伴うさまざまな専門職と協力・連携し，脳損傷者の認知障害の特徴と程度をていねいに評価し理解しておくことが望ましい。そのうえで，認知を補うことができる手段を工夫したり，そのときどきの状態をよく観察しながら根気強く働きかけを続けていく必要があるだろう。

おわりに

　「主体性」という言葉は一見，周囲から切り離された独立の個人の存在を前提としているように見えるかもしれない。しかし実際には，周囲から切り離された自己などはないように思われる。例えば発達的な観点からいうと，自分という感覚は，親という他者の存在があって初めて生まれてくるものである。長じてからも，周囲からのまなざしをいろいろな形で取り込みながら自己像は更新され続けるという。「主体性」も周囲の他者との関係のもとではじめて，健康な「主体性」となるのではないだろうか。脳損傷の結果損なわれたように見える「主体性」の回復も，おそらくは関係の中で考えていかなければならないだろう。日本脳損傷者ケアリング・コミュニティ学会の主体性研究委員会では現在，そのようなダイナミックな面を考慮しつつ，「主体性」の評価法を工夫して脳損傷後の継時的な変化を捉え，具体的に周囲からどんな働きかけが可能なのかを明らかにしようとしているところである。

2 利用可能な社会資源や制度と相談窓口

A フォーマルサービスとインフォーマルサービス

　フォーマルサービスとは，医療保険制度や介護保険制度などの法律・制度に基づいて行われる公的なサービスのことで，医療機関における診療,訪問介護（ホームヘルパー）や訪問看護・デイサービス・デイケアなどが含まれる（**図6**）。

　インフォーマルサービスは，法律や制度に基づくサービスや支援（フォーマルサービス）以外の支援を意味する。具体的には，家族，近隣住民，友人，民生委員，ボランティア，非営利団体（NPO）などによる援助が含まれる。最近では住み慣れた地域でその人らしい自立した生活を継続していくために，地域包括ケアという視点に立ち，インフォーマルサービスの重要性と，フォーマルサービスとの連携の必要性が増すと考えられている。

高次脳機能障害支援拠点機関

　高次脳機能障害者への支援は，厚生労働省が「高次脳機能障害及びその関連障害に対する支援普及事業」，国土交通省が自動車事故による高次脳機能障害を有する者の「社会復帰促進事業」を展開している。厚生労働省の事業においては，高次脳機能情報・支援センターと連携する支援拠点機関(高次脳機能障害支援拠点機関)

が各都道府県に設置され，①専門的な相談支援，②病院や事業所との支援ネットワークの充実，③高次脳機能障害への正しい理解を促進するための普及・啓発事業，支援手法に関する研修などの業務が明記されている。

認知症疾患医療センター

　認知症疾患医療センターは，認知症疾患に関する鑑別診断，行動心理症状と身体合併症に対する急性期治療，専門医療相談などを実施するとともに，地域保健医療・介護関係者などへの研修を行うなど，認知症に関する支援を包括的に提供する目的で，都道府県知事または政令指定都市市長が指定する医療機関に設置されている。2022年の時点で，都道府県に442カ所，政令指定都市に57カ所の認知症疾患医療センターが整備されている。認知症疾患医療センターは，基幹型，地域型，連携型の3つのタイプがある。

①**基幹型**：専門医，臨床心理技術者，精神保健福祉士または保健師などが勤務し，専門医療相談室が設置され，CT，MRI，SPECTなどの検査機器が整備され，行動心理症状と身体合併症に対する急性期入院治療に対応した精

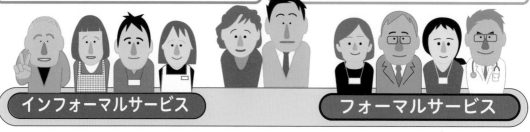

・法律・制度に則らないサービス
・介護保険制度外で展開される地域でサービス
・フォーマルサービス以外の支援医療
・家族、近隣住人、友人、民生委員、ボランティア
・非営利団体（NPO）などの制度に基づかない援助など
　　・高齢者の見守り支援や安否確認
　　・宅食（食事のサービス）
　　・外出の付添い
　　・話し相手
　　・ゴミ出しサービスなど
　　・宅老所のように泊まりで高齢者を預かるサービス
　　・認知症カフェ、認知症サロン、オレンジバル
　　・高齢者を対象とした食事会
　　・高齢者が地域の人と触れ合う機会を持てる場所の提供

・公的機関や専門職による制度に基づくサービスや支援
・公的機関が行う制度に基づいた社会福祉サービス
・医療保険による診療
・介護保険による訪問介護や通所介護
・デイケア：医療保険・介護保険による通所リハビリ
・デイケア：医療保険による精神科デイケア、認知症デイケア
・デイサービス：介護保険による通所介護サービス
・介護老人保健施設（老健施設）：介護保険による老健施設の利用
　老人福祉施設：特別養護老人ホーム、軽費老人ホーム、ケアハウス、
　老人デイサービスセンター、老人短期入所施設、指定短期入所生活
　介護施設、老人福祉センター、老人介護支援センター、
・介護保険による認知症対応型共同生活介護（グループホーム）
・老人福祉法による有料老人ホーム
・介護保険外の行政サービス
・地域包括支援センターや社会福祉協議会の支援
・非営利団体（NPO）などの制度に基づくサービス

インフォーマルサービス　　**フォーマルサービス**

図6　フォーマルサービスとインフォーマルサービス

神病床と一般病床を有する総合病院などの医療機関。

②**地域型**：基幹型と同等の人員を確保して，専門医療相談室が設置され，CT以外の検査機器を他の医療機関との連携で対応でき，行動心理症状と身体合併症に対する急性期入院治療に対応した精神病床と一般病床のどちらか

の病床を他の医療機関との連携体制により確保している医療機関。

③**連携型**：専門医が勤務し，独自の検査機器や入院設備がない代わりに，急性期への対応ができる他の医療機関との連携で確保できる診療所などの医療機関で，専門医療相談室の設置は必須ではない。

B 利用できる福祉サービス，福祉制度

図7は，病院を退院後に活用できる地域の社会資源の一部を，「1. リハビリ，2. 生活，3. お金，4. 働く」という項目に分類したものであるが，すべての社会資源を網羅したものではない。一例にすぎないが，今，自身が利用しているものなどの参考として確認してみていただ

きたい。

福祉サービスというと，介護保険と障害者総合支援法が中心となる。それぞれ，対象となる人は決められているが，両方のサービスの対象となる人もいる。介護保険サービスにおける第2号被保険者（40歳以上65歳未満）に該当す

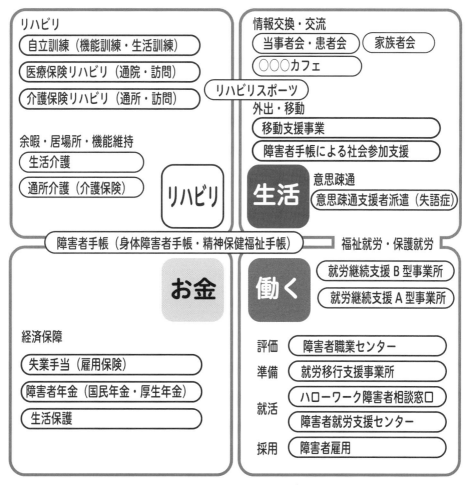

図7　利用できる福祉サービス・福祉制度（例）（世田谷区保健センター，佐藤雅一，門脇健二，作成）

表1　類似した介護保険と障害者総合支援法について

介護保険 （第2号被保険者：40歳から64歳）	障害者総合支援法 （原則65歳未満の人）
居宅介護支援（ケアマネジャー）	指定特定相談支援事業（相談支援専門員）
訪問介護（ホームヘルプ）	居宅介護（ホームヘルプ）
通所介護（デイサービス）	生活介護
短期入所	短期入所
通所・訪問リハビリ	自立訓練（機能訓練・生活訓練）

る人である（現在16の特定疾病が該当し，脳卒中は対象となるが，脳外傷は対象外である）。

表1にある共通したサービスに関しては，原則的に介護保険が優先である。しかしながら，障害特性などによっては障害者総合支援法の利用が適していることもあるかと思う。

利用できる福祉サービス・福祉制度

1．リハビリテーション

提供している内容は事業所ごとに異なるので，自身で体験してみることが大切である（何を目標として利用するかなど）。

1）自立訓練（障害者総合支援法）

a）機能訓練：一定の期間，利用者の自立の促進，生活の質の向上などを目的として本人の身体状況や生活環境に応じた機能訓練，社会生活への適応のための訓練，および創作的活動等の機会を提供している。

b）生活訓練：一定の期間，利用者の自立の促進，生活の質の向上などを目的として本人の障害の状態や生活環境等に配慮し，必要性に応じて，日常生活活動支援，社会生活への適応のための支援，就労支援，障害理解の促進，および余暇活動支援などを提供している。

2）生活介護（障害者総合支援法）

常に支援を要する人に対して，日中活動の場として創作的な活動や生産活動の機会を提供している。

3）医療保険によるリハビリテーション（通院・訪問）

医療機関によって対応に違いがあるが，自宅近くで継続的にリハビリを受けられれば生活していくうえでの安心感は増すのではないだろうか。

4）介護保険の通所

a）通所リハビリテーション（デイケア）：日帰りで介護老人保健施設や診療所（クリニック）などで行う。

　　＊注：施設によって利用時間やサービス内容が異なることがあるので，事前に確認し，自身の要望に合う施設を見つける。希望があれば送迎車で自宅前まで迎えにきてくれる。その際に家族が送迎時仕事などで不在でも訪問介護の利用を組み合わせて送迎時の送り出し，出迎え時の介護を受けられる場合がある。

b）通所介護（デイサービス）：日帰りで，施設にて入浴，食事，機能訓練などを行う。

　　※介護保険の通所のサービスについて，2号被保険者の場合，同年代の利用者が少なく，利用を躊躇してしまうこともあるかもしれない。

2．生　活

◆移動支援

1人では屋外に外出するのが困難な障害のあ

る人に外出時の移動の支援を行う（自治体によって支援内容が異なるので，各区市町村の障害福祉の窓口に問い合わせをしていただきたい）。

【障害者総合支援法と介護保険の違い】

1）移動支援障害支援制度での利用時間の差

　障害者総合支援法は，社会参加や余暇活動のための外出支援や常時介護を要する人の長時間の支援（重度訪問介護）など障害特性に応じたサービスが提供されている。

　介護保険では，原則，居宅における介護の必要性に応じたサービス提供になるので，長い時間での訪問介護サービスの連続使用や社会参加や余暇活動でのヘルパー利用は認められていない（本人の機能維持を目的とした散歩への付き沿いなど認められる場合もある）。

　　※ヘルパーの利用も目的によってサービスの項目が異なり，利用する側は混乱すると思う。担当のケアマネジャーや相談支援専門員と利用目的など確認しながらコーディネートをしてもらうとよい。

2）障害者手帳による社会参加支援

　美術館・博物館・映画館などの割引，タクシー運賃の割引など，障害者手帳を提示することで割引が受けられる。詳しくは，住まいの自治体が作成しているしおり等をご覧いただきたい。

3）意思疎通支援者派遣（失語症）

　失語症のある人のコミュニケーションを支援するために，研修を受けた支援者を派遣する制度である。

4）買い物・調理等

ヘルパーなどの支援を受けることができる。

　　※全部お任せではなく，自身のやりにくくなった部分を支援してもらうという意識も大切なことかもしれない。本人のもっている能力を引き出す支援者の働きかけが大切である。

3. 働く

1）就労継続支援B型事業所

　作業を提供している施設で，雇用契約は結んでいないが，施設ごとにさまざまな生産活動が実施されている。作業工賃の平均は月額16,507円（2021年度）。

2）就労継続支援A型事業所

　就労への意欲はあるが，一般企業への就職には不安がある場合など，支援のある場で雇用契約を結んで働くことが可能な場。平均賃金は月額81,645円（2021年度）。

3）障害者職業センター

　障害のある人に対する専門的な職業リハビリテーションサービスや事業主に対する障害のある人の雇用管理に関する相談・援助，関係機関に対する助言・支援を行っている。職業リハビリの専門家として，障害者職業カウンセラーが配置されている。

4）就労移行支援事業所

　一般企業への就労を希望する人に，一定期間，就労に必要なスキルを身につける，本人に適した進路の検討，就労後のフォローなどの支援を行っている。

C　お金に関わること

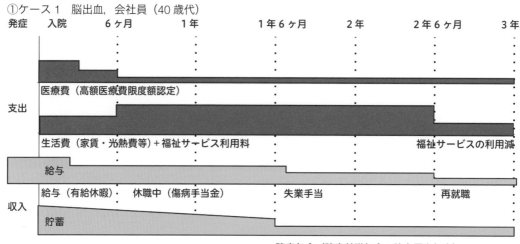

①ケース1　脳出血，会社員（40歳代）

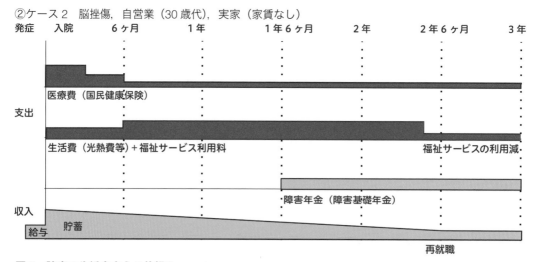

②ケース2　脳挫傷，自営業（30歳代），実家（家賃なし）

図8　障害の生活を支える仕組み

図8は，生活を支える仕組みを簡易的に示したものである。支払いと支給されるもので上下に分け，線の太さが金額をイメージしている。収支の計算の中で，まずは支払いが収入を超えないですむ生活を考えていく必要がある。

受傷時の状況によって治療にかかる経済的な補償制度が異なる。

〔例〕交通事故の場合…損害保険（自賠責保険，自動車保険など）

勤務中の場合…労働者災害補償保険

※補償内容・範囲に関しては，各制度で異なっていて，仕組みも複雑である。内容に疑問があるときは，専門家（社労士・弁護士など）に相談するなどして，納得したうえで手続きを進めていただきたい。

ある日突然「事故に遭う」「病気になる」ことは，誰しも起こりうることである。予測不可能な状況で，将来のことが不安になるのではないだろうか。

図は，経済的な支援に関して，時間の経過の中で活用できる支援を表している。実際には個人で状況（家族構成など）は異なると思うが，この図を参考に自身の状況を整理してみると，少しは生活の見通しについて具体化することができるのではないだろうか。

1．傷病手当金

病気やけがのために会社を休み，給与の支払いがない場合に支給される。

・支給開始日から支給期間を通算して1年6ヵ月間

・休業1日につき，直近12カ月間の標準報酬月額平均額÷30×2/3相当額（退職後も継続して受けることが可能）

※国民健康保険に加入の場合は，支給を受けることができない。

2．失業保険

雇用保険による失業等給付による手当。就労が可能な状況で求職活動中に支給が受けられる。雇用保険の加入期間，年齢によって支給日数は異なるが，障害が理由による離職の場合，例えば50歳で加入期間20年の場合，360日間の給付が受けられる。

・いくらもらえるのか？…退職前の半年分の賃金の総額を180日で割った金額で手当の日額が決まる。

離職票に記載されているので，事前にチェックしておく。手続きが遅れると支給日数が減ってしまうので，近くのハローワークで早めの手続きを忘れずに（支給延期の手続きも可能）。

3．障害年金

障害基礎年金と障害厚生年金の2階建て。障害基礎年金額は一定額だが，上乗せ分の障害厚生年金は収めてきた年金保険料によって変わる。

おおむね，病気やけがで受診した日（初診日）から1年6カ月後に認定を受けることができるので，該当する人は手続きを忘れずに年金事務所などに相談していただきたい。

4．障害手当

障害者手帳の等級などによって支給の有無が決まる。手当の額や要件（年齢，収入など）については住まいの自治体によって異なるので，障害者手帳の申請・交付の際などに問い合わせる必要がある。

※手当の1例：障害児福祉手当，特別児童扶養手当，特別障害者手当など

・相談先について

医療のことは病院のソーシャルワーカーに，介護のことはケアマネジャーに相談すると大抵は大丈夫かと思う。ただし，障害福祉サービスのことは，「障害」とひとくくりにはできないので，適切な相談者につなげてもらう必要がある。例えば，高次脳機能障害の場合，各都道府県において高次脳機能障害の支援普及に取り組んでいるので，ホームページなどで相談先についての情報が得られる。

※高次脳機能障害の人は，精神障害者保健福祉手帳の交付の対象となる。

失語症については，身体障害者手帳の言語機能障害の対象となることがある。

※20歳前の受傷の場合は，療育手帳の対象となることもある。

D　障害者手帳

《障害者手帳の有効的な活用を》

　所得税・住民税の控除，自動車税の減免，公共交通機関の割引など日常生活で役立つサービスが提供されているが，サービスを受けるためには申請が必要な場合がある（**図9**）。手帳の等級などによって受けられるサービスは異なるので，どのようなサービスが受けられるかは，住まいの自治体の障害に関する相談窓口での確認が必要となる。また，手当などについては申請後の支給になることが多いので，必要な手続きは忘れずに行っていただきたい。

1.　身体障害者手帳について

　身体の機能に一定以上の障害があると認められた人に交付される。肢体不自由など障害がある部分に応じて障害認定される。診断には都道府県知事，指定都市または中核都市の市長が指定する医師の診断が必要である。

2.　療育手帳とは

　児童相談所または障害者更生相談所において，知的障害があると判定された人に交付される。療育手帳制度については，他の2つの手帳と異なり，各都道府県，指定都市において，判定基準等の運用方法を定めて実施されている現状がある。

3.　精神障害者保健福祉手帳とは

　一定程度の精神障害の状態にあることを認定。対象はすべての精神障害（療育手帳の対象となる知的障害は除く）で，障害により長期にわたり日常生活または社会生活に関して制約がある人となっている。

　診断書は精神保健指定医が記載することとされている（てんかん，発達障害，高次脳機能障害等について，精神科以外の科で診療を受けている場合は，おのおのの専門医が記載）。

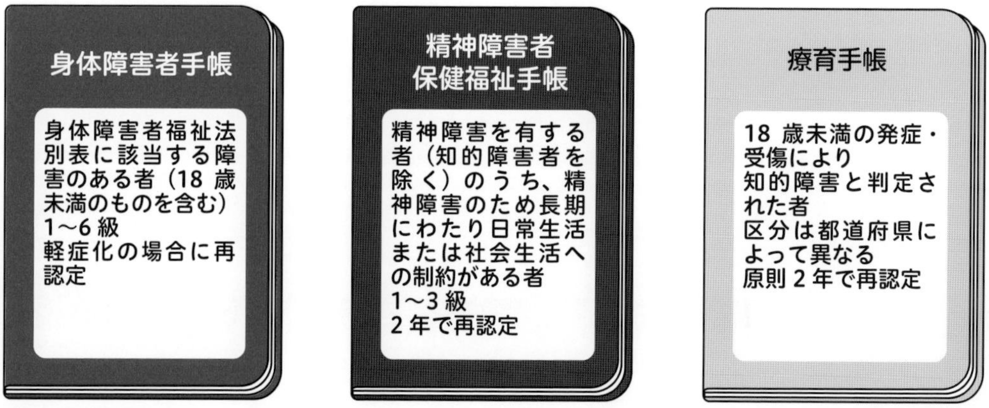

身体障害者手帳

身体障害者福祉法別表に該当する障害のある者（18歳未満のものを含む）
1～6級
軽症化の場合に再認定

精神障害者保健福祉手帳

精神障害を有する者（知的障害者を除く）のうち、精神障害のため長期にわたり日常生活または社会生活への制約がある者
1～3級
2年で再認定

療育手帳

18歳未満の発症・受傷により知的障害と判定された者
区分は都道府県によって異なる
原則2年で再認定

図9　障害者手帳

E 5カ年計画と脳卒中循環器病対策基本法 ―脳卒中相談窓口

脳卒中と循環器病克服5ヵ年計画

2016年12月に日本脳卒中学会と日本循環器学会は，関連学会とともに「**脳卒中と循環器病克服5ヵ年計画　ストップCVD（脳心血管病）健康長寿を達成するために**」を公表した。①脳卒中，②心不全，③血管病（急性期心筋梗塞，急性大動脈解離，大動脈瘤破裂，末梢動脈疾患）の重要3疾患を対象に，1）人材育成，2）医療体制の充実，3）登録事業の促進，4）予防・国民への啓発，5）臨床・基礎研究の強化，の5戦略によって，a）脳卒中と循環器病の年齢調整死亡率を5年で5％減少させる，b）健康寿命を延伸させるという，2大目標を達成すると

いうものである（**図10**）。5戦略の中の「医療体制の充実」で，一次脳卒中センター（primary stroke center：PSC）と包括的脳卒中センター（comprehensive stroke center：CSC）の提唱をした。

脳卒中センター

日本脳卒中学会で5ヵ年計画に沿って脳卒中センターに関する準備を2017年に開始し，2018年に制度設計を行い，2019年に脳卒中診療の「均てん化」を行うためにrt-PA静注療法が24時間365日可能なPSCの認定を開始した。2020年には，24時間365日機械的血栓回収療法（MT）が行えるPSCのコア施設（米

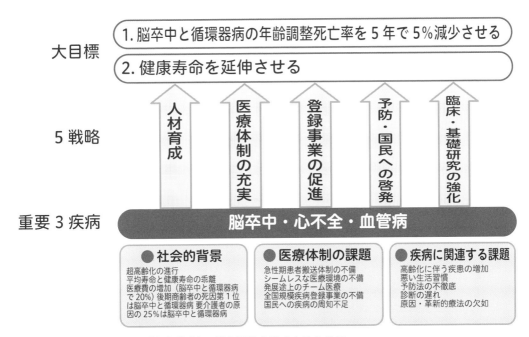

図10　ストップCVD（脳心血管病）　健康長寿を達成するために

一次脳卒中センター　Primary Stroke Center：PSC

1. 24時間365日脳卒中患者を受け入れ、速やかに診療（rt-PA静注療法を含む）を開始できること。
2. 急性期脳卒中診療担当医師が常勤するとともに、脳卒中ユニット（Stroke Unit）を有すること。
3. 急性期リハビリテーションを行えるスタッフがいること。
4. 定期的な臨床指標取得により脳卒中医療の質がコントロールできること。
5. 一般市民・患者に対して脳卒中発症予防、症状と発症時の適切な対応に関する啓発活動を行うこと。

血栓回収脳卒中センター　Thrombectomy-capable Stroke Center：TSC

一次脳卒中センターの要件に加えて
1. 24時間365日、急性期脳梗塞に対する機械的血栓回収療法を速やかに開始できること。
2. 機械的血栓回収療法を実施できる医師が常勤すること。
3. 脳卒中患者及びその家族に対して、地域におけるリハビリテーション、介護、患者支援、保健福祉などの情報を提供できる「脳卒中相談窓口」を有すること。
4. PSCと連携した災害・感染症蔓延時の対応策が策定されていること。

包括的脳卒中センター　Comprehensive Stroke Center：CSC

血栓回収脳卒中センターの要件に加えて
1. 24時間365日、高度な脳神経外科治療と血管内治療が可能であること。
2. Stroke care unit（SCU）あるいはIntensive care unit（ICU）またはこれらに準ずるものを有すること。

図11　脳卒中センター

国の血栓回収脳卒中センター：TSCに相当）の委嘱を行った。2021年のPSC 961施設（うちコア施設208施設）で1時間以内に救急車でrt-PA静注療法が可能な施設にたどり着ける人口カバー率98.8%，MTの人口カバー率が90.4%である。**図11**には第2次5ヵ年計画に示されている脳卒中センターの基準を示す。

　救急疾患の高度先進医療を実践するために公的病院の合併が行われ始めている。脳卒中診療が大きく変貌し，働き方改革を前提に「均てん化」と「集約化」，「急性期診療施設間連携」について地域の実情を踏まえて考える必要がある。

脳卒中，心臓病その他の循環器病に係る診療提供体制の在り方

　2016年6月に厚生労働省の健康局がん・疾病対策課が「脳卒中，心臓病その他の循環器病に係る診療提供体制の在り方に関する検討会」を行い，その後，①「脳卒中に係るワーキンググループ」と②「心血管疾患に係るワーキンググループ」が1年間で4回ずつ開催され，2017年7月に厚生労働省より「脳卒中，心臓病その他の循環器病に係る診療提供体制の在り方」の報告書を出された。医療資源の乏しい地域と豊富な地域の施設間連携，脳卒中の遠隔医療，地域連携パスなど多くのことが示されている。

対策基本法と対策推進基本計画

　2018年12月10日に「健康長寿の延伸等を図るための脳卒中，心臓病その他の循環器病に係る対策に関する基本法」（脳卒中循環器病対策基本法）が成立し，12月14日公布（官報掲載）号外第276号（平成30年法律第105号）され，2019年12月1日に施行された。

　2020年10月27日に「循環器病対策推進基本計画」が閣議決定され，発表された（**図12**）。「均てん化及び集約化並びに効率的かつ

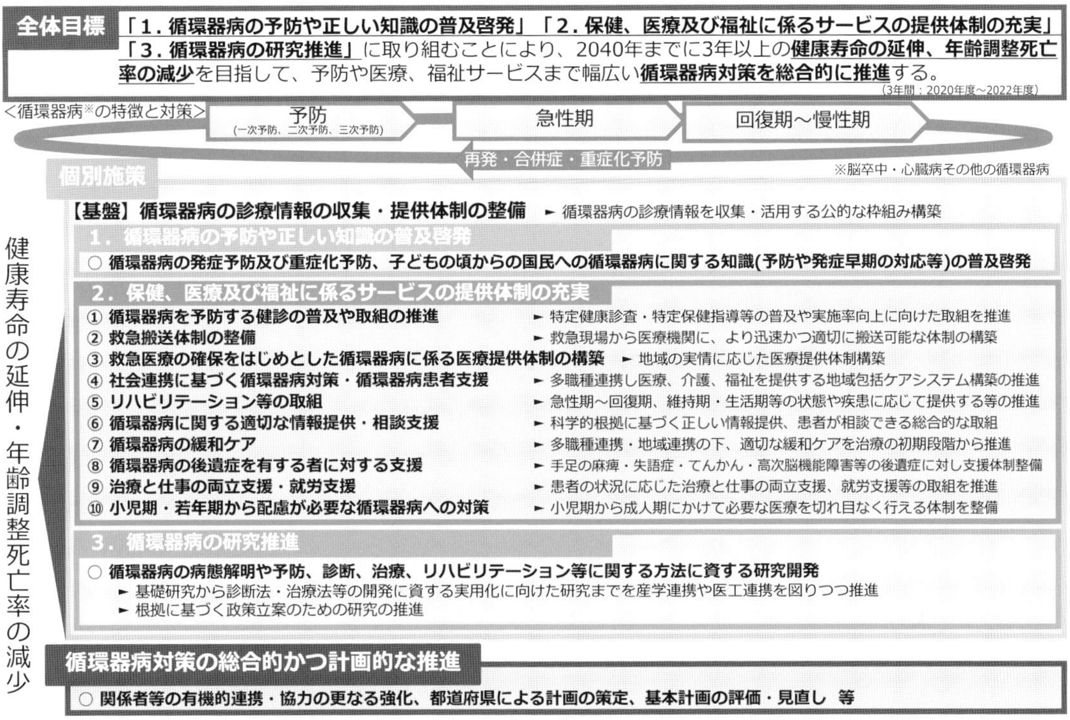

全体目標「1.循環器病の予防や正しい知識の普及啓発」「2.保健、医療及び福祉に係るサービスの提供体制の充実」「3.循環器病の研究推進」に取り組むことにより、2040年までに3年以上の健康寿命の延伸、年齢調整死亡率の減少を目指して、予防や医療、福祉サービスまで幅広い**循環器病対策を総合的に推進**する。（3年間：2020年度～2022年度）

＜循環器病※の特徴と対策＞

予防（一次予防、二次予防、三次予防）　急性期　回復期～慢性期

再発・合併症・重症化予防

※脳卒中・心臓病その他の循環器病

個別施策

【基盤】循環器病の診療情報の収集・提供体制の整備 ▶ 循環器病の診療情報を収集・活用する公的な枠組み構築

1．循環器病の予防や正しい知識の普及啓発
○ 循環器病の発症予防及び重症化予防、子どもの頃からの国民への循環器病に関する知識（予防や発症早期の対応等）の普及啓発

2．保健、医療及び福祉に係るサービスの提供体制の充実
① 循環器病を予防する健診の普及や取組の推進 ▶ 特定健康診査・特定保健指導等の普及や実施率向上に向けた取組を推進
② 救急搬送体制の整備 ▶ 救急現場から医療機関に、より迅速かつ適切に搬送可能な体制の構築
③ 救急医療の確保をはじめとした循環器病に係る医療提供体制の構築 ▶ 地域の実情に応じた医療提供体制構築
④ 社会連携に基づく循環器病対策・循環器病患者支援 ▶ 多職種連携し医療、介護、福祉を提供する地域包括ケアシステム構築の推進
⑤ リハビリテーション等の取組 ▶ 急性期～回復期、維持期・生活期等の状態や疾患に応じて提供する等の推進
⑥ 循環器病に関する適切な情報提供・相談支援 ▶ 科学的根拠に基づく正しい情報提供、患者が相談できる総合的な取組
⑦ 循環器病の緩和ケア ▶ 多職種連携、地域連携の下、適切な緩和ケアを治療の初期段階から推進
⑧ 循環器病の後遺症を有する者に対する支援 ▶ 手足の麻痺・失語症・てんかん・高次脳機能障害の後遺症に対し支援体制整備
⑨ 治療と仕事の両立支援・就労支援 ▶ 患者の状況に応じた治療と仕事の両立支援、就労支援等の取組を推進
⑩ 小児期・若年期から配慮が必要な循環器病への対策 ▶ 小児期から成人期にかけて必要な医療を切れ目なく行える体制を整備

3．循環器病の研究推進
○ 循環器病の病態解明や予防、診断、治療、リハビリテーション等に関する方法に資する研究開発
　▶ 基礎研究から診断法・治療法等の開発に資する実用化に向けた研究までを産学連携や医工連携を図りつつ推進
　▶ 根拠に基づく政策立案のための研究の推進

循環器病対策の総合的かつ計画的な推進
○ 関係者等の有機的連携・協力の更なる強化、都道府県による計画の策定、基本計画の評価・見直し　等

健康寿命の延伸・年齢調整死亡率の減少

図12　循環器病対策推進基本計画の概要

持続可能な医療の実現」と記載されている。また個別施策として「保健，医療及び福祉に係るサービスの提供体制の充実」の中に，⑥循環器病に関する適切な情報提供・相談支援（科学的根拠に基づく正しい情報提供，患者が相談できる総合的な取組）が挙げられている。

都道府県循環器病対策推進協議会が設立され，各地域で議論され，2021年度中に都道府県の実情に応じた都道府県循環器病対策推進計画が発表された。

第二次5ヵ年計画

2021年3月に「脳卒中と循環器病克服第二次5ヵ年計画」が発表された。第一次5ヵ年計画では脳卒中センター（急性期医療）の整備に力を入れたので，第二次5ヵ年計画では回復期・生活期に力を注ぐことになった（**図13**）。

脳卒中患者に困り事が生じたときにワンストップで相談に乗る「脳卒中相談窓口」の開設

の要望も強く，日本脳卒中学会では2022年にPSCのコア施設（MTの可能なハイボリュームセンター）に「脳卒中相談窓口」を設置（既存の地域医療連携室あるいは患者サポートセンター等の中に「脳卒中相談窓口」の看板設置）し，まずはPSCのコア施設から直接退院した患者を対象に情報提供・相談支援を行うことになった。実績を積んで情報提供・相談支援のノウハウを蓄積し，地域の多くの施設に徐々に「脳卒中相談窓口」の開設が進むようにと願っている。2022年のSTROKE 2022で「脳卒中療養相談士」の育成の講習会が開始された。今後，毎年，講習会が開催され，1年ごとの認定更新となる。

脳卒中相談窓口マニュアルと日本脳卒中医療ケア従事者連合

脳卒中診療は，リハビリテーションの観点から急性期，回復期，生活期に病期が分けられる。2000年に回復期リハビリテーション病棟が認

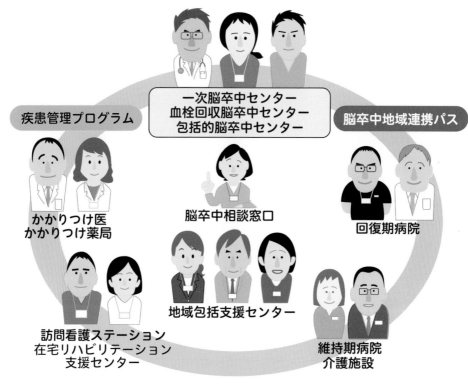

図 13　脳卒中における循環型の医療・介護体制の整備

可され，また介護保険が同時に開始され，脳卒中患者は急性期病院，回復期のリハビリテーション専門病院，生活期の病院・施設，かかりつけ医（在宅）にて，病期・病態に応じて担当医療チームが変わる。軽症だったり，治療が奏功して劇的に改善してほとんど後遺症なく，家庭復帰や職場復帰ができる患者も増加している。一方，重症の脳卒中を発症したり，再発を繰り返して後遺症を抱えて生活しなければならない患者も結構多い。

　脳卒中の多職種連携を推進し，「脳卒中療養相談士」を育成するために「日本脳卒中医療ケア従事者連合」（SCPA Japan：13 団体参加）が 2021 年 12 月 27 日に一般社団法人として誕生した（https://www.scpaj.jp）。

　多くの制度がある中で患者の困り事に対して適切に対応する必要があるため，日本脳卒中医療ケア従事者連合の協力を得て，2022 年に「脳卒中相談窓口マニュアル」を作成し，2023 年にも改訂を行った。

　脳卒中患者や家族に見てもらう動画 5 つが作成され，日本脳卒中学会のホームページからダウンロードできる。

　脳卒中患者の「治療と仕事の両立支援」（就労支援・就学支援）のために，両立支援ガイドラインの普及，両立支援コーディネーターの育成も必要である。高次脳機能障害への対応，ドライブシミュレータや自動車学校での車の運転評価などの支援も必要である。

　「脳卒中患者の緩和ケアや終末期医療」の指針・提言の作成も日本脳卒中学会で行っており（ホームページ掲載），advance care planning（ACP）の推進も必要である。

　2022 年には脳卒中患者のピアサポートの場を提供する「脳卒中サロン」のモデル事業を日本脳卒中協会が開始した。

脳卒中・心臓病等総合支援センター

　2022年度の厚生労働省の「脳卒中・心臓病等総合支援センター」モデル事業が，10府県12病院で開始された。脳卒中や心臓病などの患者に情報提供・相談支援を行うシステム構築を行うものである。2023年度には15都道府県が増えるとのことで，将来的には全国にできるであろう。病院，学会，行政が連携して脳卒中患者への情報提供・相談支援のシステムが徐々に構築されていきつつあり，多くの医療従事者がこの取り組みに参加してほしい。

F 介護保険制度

介護保険の仕組み

加入者（被保険者）は40歳以上の人が対象となる。区分には2種類ある。

① 40〜64歳（第2号被保険者）

介護保険で対象となる16種類の病気（特定疾病）により介護認定されると介護保険サービスが利用できる。

※脳損傷のうち脳卒中は対象になるが，脳外傷はならない。

② 65歳以上（第1号被保険者）

原因問わずに介護が必要とされた場合に介護保険サービスが利用できる。

利用の流れ （図14）

1）相談窓口

介護に関する相談窓口として区市町村の高齢介護の担当課，地域包括支援センター，介護支援専門員（ケアマネジャー）のいる指定居宅介護支援事業所などがある。

2）申請方法

各区市町村の介護保険の担当課窓口に必要書類を直接提出または郵送での提出になる。また，高齢者地域包括支援センター，介護支援専門員（ケアマネジャー）のいる指定居宅介護支援事業所等に申請手続きを代行依頼することも可能。

3）申請時に必要なもの

①要介護，要支援認定申請書

②介護保険被保険者証

4）認定の流れ

①認定調査

自宅や入院先に調査員が来所して心身の状態や日中の生活状況，身体動作の確認，居住環境の確認や家族の介護環境等の聞き取り調査を行う。

②審査・判定

　一次判定：訪問調査の結果や主治医意見書の記載項目をもとにコンピュータ判定が行われる。

　二次判定：一次判定の結果と訪問調査の特記記載事項，主治医意見書の内容をもとに保健，医療，福祉の専門家が審査する。

③認定・通知

介護保険申請から原則30日以内に認定結果が通知される。要介護度により利用できるサービスや利用できるサービス利用限度額が変わる。

要介護度は，以下の7段階に区分される。

　非該当，要支援1・2，要介護1〜5

※介護保険サービスに認定・通知が出る前でも，経過措置として暫定介護ケアプランをケアマネジャーに作成してもらいサービス利用の前倒しができる場合もある。

介護保険サービス内容

介護サービス内容は大きく分けて，居宅サービス（訪問系，通所系，短期入所系）と入所系サービス，福祉用具サービスがある。

1）居宅サービス

①訪問系（自宅で利用するサービス）

a）訪問介護（ホームヘルプサービス）：ホームヘルパーが自宅に訪問して食事や日常の生活に関わる介護を行う。

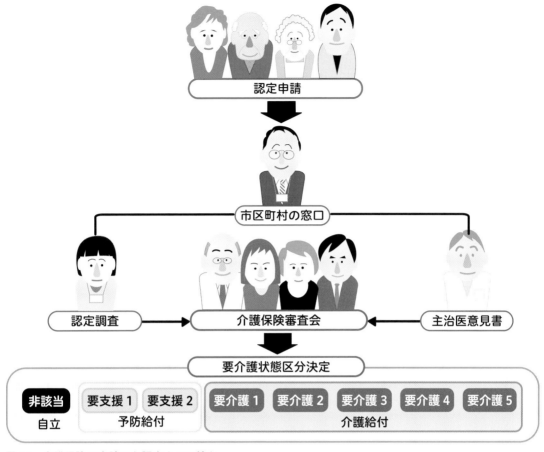

図14 介護保険の申請から認定までの流れ

※電球を変える，庭を掃除する，等利用者への直接サービス以外の部分に関してはサービス外になるのでよく確認する必要がある。

b）訪問入浴サービス：入浴車で浴槽を自宅に運び込んで入浴介助を行う。

c）訪問看護：看護師が主治医の指示のもと，利用者宅へ訪問し，病状の確認，処置，療養上の世話や助言を行う。

d）訪問リハビリテーション：理学療法士，作業療法士，言語聴覚士が自宅へ訪問し，利用者の生活向上に必要な療法を行う。

e）居宅療養管理指導：医師，歯科医師，薬剤師，管理栄養士などが訪問し，療養上の管理，指導を行う。

②通所系（施設に通うサービス）

a）通所介護（デイサービス）：日帰りで，施設にて入浴，食事，機能訓練などを行う。

b）通所リハビリテーション（デイケア）：日帰りで介護老人保健施設や診療所（クリニック）などで行う。

※施設によって利用時間やサービス内容が異なることがあるので事前に確認し，自身の要望に合う施設を見つける。希望があれば送迎車で自宅前まで迎えにきてくれる。その際に家族が送迎時仕事などで不在でも，訪問介護の利用を組み合わせて送迎時の送り出し，出迎え時の介護を受けられる場合がある。

2）短期入所系

①短期入所（ショートステイ）：介護老人福祉

施設，介護老人保健施設などに短期間入所して，食事や入浴などの介護，機能訓練等を行う。

②地域包括ケア病棟（医療保険対応）：中小の病院では一般病棟の中に地域包括ケア病棟を独自に設けているところが多い。そこに短期間入院して，医師や看護師，病棟専従の理学療法士などにより機能訓練等を行う。

3）福祉用具

福祉用具とは，日常生活において自分でできるようになる，あるいは介護を助ける用具のことである。

《介護保険でレンタルできる主な用具》

①車椅子および車椅子附属品（クッション等）

②特殊寝台（介護用ベッド）

③手すり（工事不要なもの）

④歩行補助杖（多点杖など）

⑤介護保険で購入できるもの：入浴や排泄な

どに用いる用具の購入費が給付される。1年間（4月から翌3月）に10万円を限度に，その費用の7～9割が支給される。購入は指定を受けた「特定福祉用具販売事業者」からになる。

・腰掛便座（据え置き式便座，ポータブルトイレ等）

・入浴補助用具（浴槽内椅子など）

⑥住宅改修サービス：手すりの取り付けや段差解消などの住宅改修について，上限20万円の7～9割が支給されるサービスである。改修前に申請が必要であるのでケアマネジャーなどに相談する。

利用料

利用料の1～3割負担（所得に応じて設定）。

G 職場復帰，能力開発雇用関連，就労支援

職場復帰を目指すとき

まずは，元の職場に戻ることを考えることになるが，入院中からリハビリテーション専門職に職場復帰を目指していることを伝え，そのために必要なことを相談しておくことが大切となる。職場復帰には，①当事者の「障害をもって働くこと」への準備，②職場が障害を理解して受け入れること，そして，③職場が仕事内容と職場環境を調整すること，が必要となる。そのため，会社によって，休職期間が定められているので，いつまでに職場復帰しなくてはならないのかを確認することが大切である。

次のような手順で進めていくことをお勧めする。

Step1：自分の障害はどういうものであるか説明できる必要があり，自分ができること，苦手なことを整理する。

Step2：職場復帰を希望していることを職場の上司などにしっかり伝える。

Step3：職場の上司や同僚へ，仕事の際に手伝ってもらいたいこと，自分でできることをしっかり伝える。

産業医や産業保健師にも，自分の病気や障害について説明できることが必要となる。

Step4：通勤方法やトイレ，休憩や昼食はどうするのか確認する。

Step5：通勤練習や時短勤務から開始し，業務内容も簡単なものから少しずつ開始していく。その際に仕事上で困ることや改善してほしいことを相談していく。

職場復帰をスムーズに進めていくコツは，少しずつ，焦らずに進めることである。職場環境をしっかり調整してもらうことは重要となるが，自分自身も障害をもって働くことに慣れていくことが大切になる。

再就職は在宅復帰よりも，自分自身も家族もエネルギーを使うことになるため，体調を崩すことがないように健康管理もしっかり行う必要がある。

新たな就職を目指すとき

障害があって働くには，たくさんの支援者をもつことが大切になる。

家族（体調面と心理面の一番の支援者），仲間（昔からの友人から同じ障害のある新たな友人まで），リハビリテーションの専門職（かかりつけ医，PT，OT，ST，ソーシャルワーカーなど），就労支援事業所のスタッフ，ハローワークのジョブコーチなどの支援をしっかり受けることを勧める。

新たな就職の際には，自分自身が戸惑うことも多い。就労支援事業所を利用し，自分ができることは何か，やりたい仕事は何かを考え，就職に向けての体力づくりや動作練習などを行うことも1つの方法となる。

再就職の際も，前項目のStep1からStep5までの手順で進めていく。

就労支援や能力開発雇用について

新たな就職を目指すときに，障害者総合支援法による，就労移行支援事業，就労継続支援事業を利用することができる。就労移行支援事業

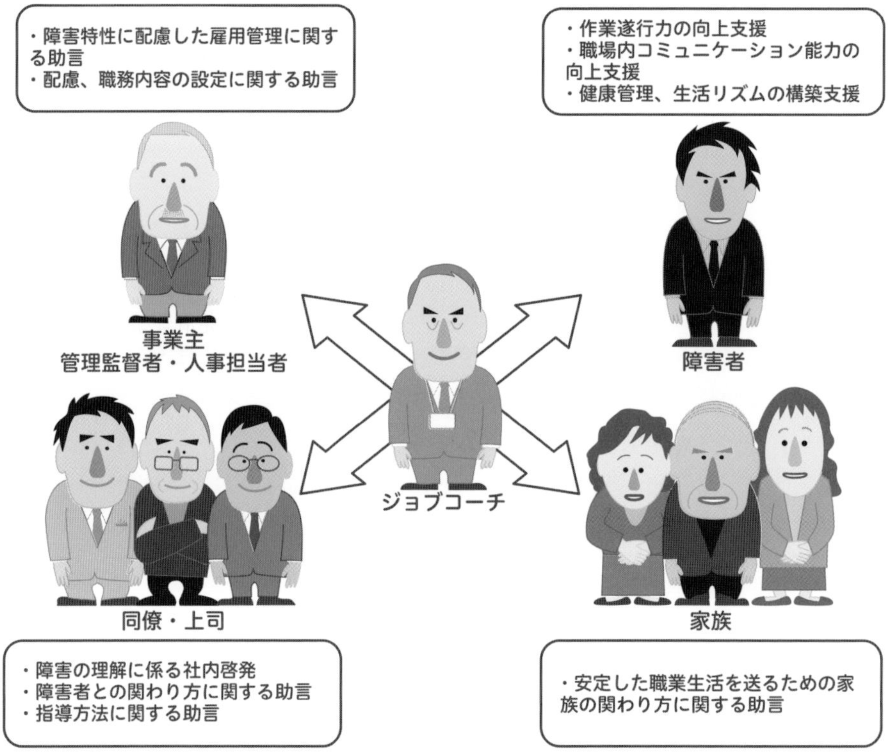

・障害特性に配慮した雇用管理に関する助言
・配慮、職務内容の設定に関する助言

事業主
管理監督者・人事担当者

・作業遂行力の向上支援
・職場内コミュニケーション能力の向上支援
・健康管理、生活リズムの構築支援

障害者

ジョブコーチ

・障害の理解に係る社内啓発
・障害者との関わり方に関する助言
・指導方法に関する助言

同僚・上司

・安定した職業生活を送るための家族の関わり方に関する助言

家族

図15　ジョブコーチの立場と役割

では，2年間程度，就労に必要な能力向上のための訓練や職場体験，求職活動の支援と仕事の継続への支援を受けることができる。就労継続支援事業では，作業所での仕事を続けつつ就職を目指すことになる。

　障害者職業能力開発校に年単位など長期間通って，新たな資格取得などの能力を身につけることも1つの方法となる〔高齢・障害・求職者雇用支援機構のホームページ（http://www.jeed.go.jp）を参照〕。

職場復帰や就労に向けてのポイント

　障害があって仕事をすることは，当事者も戸惑うことが多いが，職場の人も慣れていないこ

とがあり，お互い戸惑うことになる。そのため，焦らず，あきらめずに，できることをやっていくことが大切である。また，ハローワークに相談し，ジョブコーチを利用することや，日本脳卒中者友の会などに入会し，仕事をしている障害当事者に相談することもスムーズな職場復帰や就職につながると考えられる。

《就労を手伝ってくれる機関》

・ハローワークでの仕事の紹介とジョブコーチの支援（**図15**）
・就労支援事業所での支援（仕事内容の検討と就職に向けてのアドバイスなど）
・医療機関（外来や入院など）のリハビリテーション専門職による支援
・高次脳機能障害への支援機関での相談

H　自動車運転

自動車運転の開始・再開に向けて

　脳損傷後，運転を再開する際に手続きがあることはご存じだろうか。安全に運転をしてもらうために，道路交通法では脳卒中（脳梗塞・脳出血・くも膜下出血・一過性脳虚血発作等），てんかん，認知症を含む「一定の病気」に該当する人が自動車の運転を再開するには，運転免許試験場での適正相談を受けるのがよいとされており，医師の診断書の提出や臨時適性検査が求められることになる。また，運転をする人には「救護義務」が定められていることもご存じだろうか。事故の際，けが人を救護し，警察や消防へ通報し，2次被害が発生しないように現場付近の交通を整理するなどがそれに当たる。自動車運転を今再開することができるかどうか，状況を判断して行動する必要があるということを踏まえて検討することが必要であろう。

　また，失語症などのコミュニケーション障害があり不安な人は，通報の方法などを関わりのある医療機関や運転免許試験場の適正相談で相談することができる。

　さて，ここで自動車の運転について整理できたらと思う。自動車運転には高度な身体と脳の働きが必要となる。正確にハンドル操作を行いながら，一定の速度を保つためにアクセルを調整し，道路の状況を把握しながらブレーキやウィンカー操作をする。相手の車や自転車の動きを予測しながらとっさに適切な操作を行う。これらの動作は，身体の反応のみならず，脳が多くの情報を「同時に」「すばやく」処理する必要がある。日常生活では問題なく過ごしている人でも，運転となるとより高度な能力が必要とされるため，問題が生じることがある。主治医やリハビリテーションスタッフと十分に相談し，安全を第一に運転の開始を検討するのがよい。身体の麻痺がある場合，特に右側に麻痺が

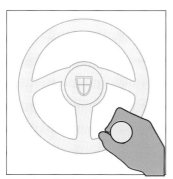

ハンドル旋回ノブ：
片手でハンドル操作ができる

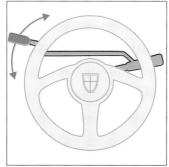

左手用ウインカーレバー：
左手で操作ができる

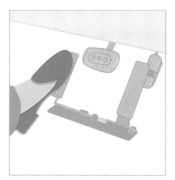

左足用アクセルペダル：
左足で操作ができる

図16　自動車の改造例
・運転免許試験場で適性相談の結果，自動車の改造が必要な場合がある。
・手足の不自由な人向けの補助装置などがある。

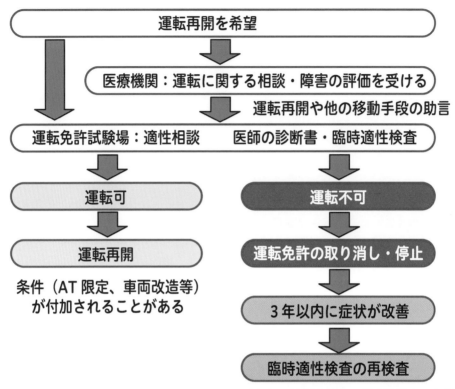

図17　運転再開の流れ

あると，右手・右足で行っている操作を左に移動する改造が可能である。改造費の助成を受けることができる自治体もある（**図16**）。

運転免許を取得・再取得する場合の手順

「一定の病気」に該当することを理由として免許を取り消された場合，または，入院などのやむを得ない理由のために更新手続きができなかった場合，手続きを行うことで再取得が可能である。免許が失効してから3年以内で手続きし，再取得した場合，失効期間を除いて前後の運転免許は継続されていたものとみなされる（**図17**）。

受傷後，運転再開を希望するのであれば，ま

ずは主治医に意見を聞き，そのうえで可能であれば医療機関・リハビリテーションセンターなどで運転に関する相談・高次脳機能障害や運動障害に対して運転の適性があるかどうかの相談をし，今後の方針を立て，自動車シミュレータによる評価や自動車教習所などを利用して実車での評価を行うのが望ましい。**図17，18**で示すとおり，運転免許試験場での適正相談では，主治医と相談し，意見書（診断書）をもらうように指示される。そして臨時適性検査が必要となることもある。こうして免許取得できたとなったら，それで終了と思わないようにすることが大切である。片手で運転をするようになったり，あるいは判断に少し時間がかかるようになったりしているかもしれないため，以前と同じと思わず，身近な人に協力してもらいながら

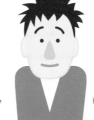
① 適性相談
当事者
④ 診断書を作成

② 診断書提出の指示
診断書用紙を送付

③ 診断書の作成依頼

運転免許試験場

医師

図18 医師の診断書の流れ
・①～④の流れで診断書（医師が症状等を記載）を作成する。
・診断書は脳卒中や認知症など疾患別に様式があり，運転免許試験場にある。

家の周囲や広い道路などで短時間から練習をするとよい。現在，高齢者ドライバーに対する措置等で，夜間は運転しない，高速道路は運転しないなど限定された運転が許可されることも増えている。運転教習所ではペーパードライバー講習や高齢者ドライバーの運転講習など，練習するプランを用意しているところもあるため，うまく活用して「安全に運転する」ことを目標にできるとよいと思われる。

自動車の運転に関する支援制度

運転免許の取得以外に，自動車運転に関わる支援制度は下記のようなものがある。

・自動車税，軽自動車税，自動車取得税の減免
・運転訓練費助成（運転免許の取得のための助成）
・自動車改造費助成（片手で運転できるような補助装置などを取り付けるための助成）
・高齢運転者等専用駐車区間制度
・駐車禁止除外指定者の指定

・有料道路交通料金の割引
・駐車料金の割引

これらには障害者手帳が必要になる場合がある。また，内容は自治体で異なるため，自治体での確認が必要である。

また，自動車運転以外の移動方法や支援についても下記のようなものがある。

・移動支援事業（ガイドヘルパーが付き外出を支援するサービス）
・移送サービス（バスや電車の利用が困難な人を対象に，車を使って外出の支援を行うサービス）
・介護タクシー（乗降の介助も含めてのサポート）

これらについても，障害者手帳が必要になったり，登録が必要な場合もある。内容は自治体で異なるため確認願いたい。

自分で運転する・しないを含めて外出する際の公的サービスはさまざまなため，ライフスタイルや地域によって移動手段を検討できるとよいと思われる。

第III部

脳損傷者の活動と社会参加

文化・スポーツ活動と当事者・家族会の支援

脳損傷者になると片麻痺や高次脳機能障害で日常生活がさまざまな形で不自由になる。馴染みであった自宅が不自由な状態で環境整備が必要になり，動作が1人でできなければヘルパー，家族の援助が必要になる。そのような意味では日々の暮らしの基盤整備が必要で，前述の介護保険や障害者総合支援法の支援が必要になる。ただし，人は生活するだけではなく，役割（自己実現）や楽しみなどが必須である。

図1のように，療法，看護，介護，診療はフォーマルなサービスであり，トイレに歩いていく，食事がむせないで食べられる，車椅子で外出する，などの支援が得られる。

最も重要なことは自信のきっかけづくりである。脳損傷者は，中途障害ゆえに発症前を基準にして現在を比較するため，
①いつまでも「よくなっていない」と思う
②「こんな体になって惨め，情けない，死にたい」「人に迷惑をかけてまで出かけたくない」などの気持ちから，「閉じこもる」傾向がある
③「なんで自分だけがこんな病気に」と自責の念にかられる
④家庭では，家族は「健常者」で，自分だけが「障害者」と思い，孤独感を味わう
⑤心理的な深刻さは，発症前を基準にするので障害の重症度に比例しない
など，総体として「きわめて自信がない」心理状状態となる。

このような心理状態では，脳損傷者は「治してもらいたい」と医療者にお願いすることにな

りやすいが，医療者は新たな視点が提案できなければ，「してもらう」-「してあげる」という一種の依存関係に陥る。ここから抜け出すには，医療者は後述の様々な活動を提案し，後方支援に回ることを意識した行動が求められる。

実際，歩ける，外出できる，なども自信のきっかけになることもあるが，楽しみ，役割，仕事などを障害がありながら「できた」体験が大きいと考えられる。小さいことの例は，失語症の人がお店に缶コーヒーを買いにいき，うまく伝わると「できた」と喜び，「少し自信がついた」となって次に何を買いにいこうかと意欲的になる。障害のない人は「缶コーヒー」を買っても普通と考える。この感性の差を認識する必要がある。

また，大きな夢の1つとして「旅行」がある。脳損傷者に「旅行に行きたいと思いませんか」と問うと，「行けるんですか？」と言われることがほとんどである。旅行は，トイレにすぐに行けるか，ベッドはあるか，入浴はできるか，転んだらどうなるか，などなど心配，不安が募りハードルはかなり高いようである。初めての旅行では，医療・福祉職が同行するとハードルがかなり低くなる。一度行くと，半数くらいの脳損傷者，家族は自信がつき，「今度は家族で行こう」とハードルが下がりやすい。

このように，買い物などの小さな夢から旅行などの大きい夢を実現すると，自信がつき，それらを繰り返せば，「主体性」が再構築されると考える。主体的になると，自分の障害の状態を認識してそれに対処する視点が出てくるた

支援の4つの視点と目標

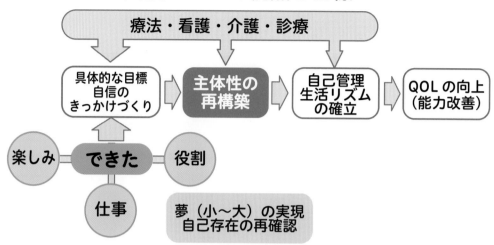

図1　支援の4つの視点と目標（長谷川幹：リハビリ―生きる力を引き出す. p.124, 岩波新書, 2019）

め，「自己管理」（**表1**）も徐々に考えられるようになる。その結果，生活の質（QOL）が向上し，何年経過していても歩行能力などが改善する。

　そこで，自信のきっかけになることは「十人十色」と個々人で違うので，スポーツ，文化芸術活動などを展開しているさまざまな人々に活動の様子やその効果などを報告してもらう。これらの活動は現在インフォーマルといわれているが，フォーマルに関わる支援者はこれらの活動を通して，脳損傷者が元気になり主体的な行動を引き出すことを考えることが重要である。

　自治体などが行っているスポーツや文化活動・レクリエーションなど余暇に絞って代表的なものを紹介する。自治体によって取り組みが違うため，障害のある人対象の公的窓口などで情報を得るのがよいと思われる。

スポーツ

・各地域障害者スポーツセンター：自治体によっては設置されている。規模に応じてプールや体育館のほか，アーチェリーやボーリングなど本格的な設備を備えているところもある。

表1　自己管理

①身体機能の管理
　（自主トレーニングや運動量の管理）
②生活リズムの管理
　（1日，1週間，1カ月単位での活動量の管理，外出頻度や睡眠時間等の管理）
③健康管理
　（内服，バイタルサイン，食事，体重などの管理）

3点において自分で管理できる

・各地域障害者スポーツ協会：スポーツセンター・体育館・プールなどで障害のある人向けのプログラムを行っていたり，指導員を派遣してくれる場合もある。
・各地域スポーツセンター：障害者向けのリーフレットなどを設置していたり，そこで参加できるプログラムを紹介してくれることがある。

文化活動

・各都道府県・市町村芸術文化活動支援センター・アートセンター：さまざまな文化活動の情報集約・発信・新しい取り組みなどを行っている拠点である。問い合わせると，身近に

ある活動先を紹介してくれる可能性がある。文化活動の発表の機会や大会などの情報をもらえる。
・各地域障害福祉課など：各地域で行っている文化芸術活動やサークル活動など集約している可能性がある。

社会参加・ボランティア活動他

・障害者社会参加推進センター：上記のスポーツ・文化活動のほか，障害のある人の社会参加のための情報が集約されるセンターである。レクリエーションの場を提供していたり，作品展をしていたり，ボランティア活動の場を提供しているなど，自治体によって取り組みが違う。

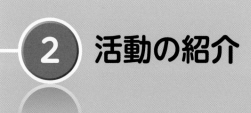

2 活動の紹介

A ピアサポーターとは

なぜピアサポーターが出てきたのか

1960年代のアメリカの「自立生活運動」の影響を受け，日本でも1986年に自立生活センターが設立され，ピアカウンセリング講座が主な事業として施行されてきている。

国では，2000年にピアサポート体制奨励金制度が創設され，2010年から精神障害者地域移行・地域定着事業にピアサポーターが活用されている。このようにピアサポーターは精神障害の領域で先行し，その後，それぞれの障害の領域で養成研修などが進んでいる。そして，2020年度からピアサポート研修が都道府県で始まっている。

ピアサポートとは

「ピア」とは同じ立場にある仲間という意味で，「ピアサポート」とは仲間として支え合いということになる。ここでは，障害のある人が自らの体験に基づき，他の障害のある人に仲間として支える取り組みをしている人を「ピアサポーター」と呼んでいる。

種田綾乃氏[1]によれば，ピアサポートには①当事者運営サービス（サービスの運営権限の

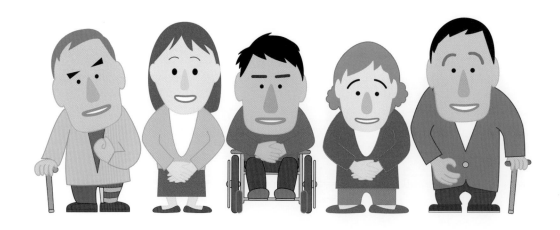

すべてを当事者自身がもち，当事者主体で行う形態）
②当事者パートナーシップサービス（直接の支援サービスは主に当事者によって提供されるが，運営管理などは非当事者と協働で行う形態）
③ピア従事者（サービス事業所などにおいて，サービスを提供する多職種チームの一員として，当事者スタッフが参加する形態）

の3つの形態がある。脳損傷者に関して，①の自主サークルとしての活動，②の地域での家族，医療職などの支援を受けながらの活動が主で，仕事に携わっている人は少ない。

ピアサポーターの必要性

　脳損傷発症後に入院すると，自分の状況認識が定かでない時期から医療職により日々さまざまな治療，看護，療法などが行われる。本人はそれについていくのがやっとの状態から少しずつ自分の状態を認識し始めると，麻痺は元に戻らないのでは，などと不安が大きくなる。それが現実と理解すると，うつ状態になる場合がほとんどである。このような心理状態では，本人は発症前の状態を基準にして現在を比較するので，いつまでも「よくなっていない」と医療職に依存する傾向がある。そのような状態が続くと，秘めた能力は残っているはずなのに，自ら新たな行動に出るのが難しくなる。

　これまでは，医療，福祉関係者などが脳損傷者や家族に現状を説明し，その人らしい生活や目標を相談しながら実践しているが，不安やうつ状態では，自分の目標を見出したり，そこに向かって1歩を踏み出すことが困難である。

　そこで，これまで同じような体験をしている脳損傷者（ピアサポーター）がうつ状態に陥っている脳損傷者に出会うと，「自分だけではない」と孤独感が和らぎ，「麻痺があってもあのようなことができるのではないか」と肯定的な方向を見出し，自ら行動を起こすきっかけにな

る。

実践例

　現状では，全国規模の組織として，日本脳卒中者友の会，脳卒中フェスティバル，日本失語症協議会，日本高次脳機能障害友の会，東京高次脳機能障害協議会，ハイリハキッズなどがある。

　これまでは，ボランティア活動をする域を超えていないが，全国的に社会福祉の領域の仕事としての活躍の場を提供できる動きが少しずつある。都道府県開催の「障害者ピアサポート研修事業」（資料）に参加した障害のある人がスタッフになる事業所にピアサポート体制加算がつき全国的な動きが加速している。今後，仕事としてピアサポーターの活躍の道が大きく開けていくと考えられる。

《資料》「障害者ピアサポート研修事業」

　2020年度から都道府県事業（任意事業）になった。基礎研修，専門研修，フォローアップ研修があり，精神，知的，身体などのすべての障害のある人が一堂に会している。

　内容としては，障害のある人や事業所の管理者等にピアサポーターの養成や，管理者等がピアサポーターへの配慮や活用方法を習得する，基礎研修，専門研修およびフォローアップ研修を一体的な研修と捉える，研修の企画にあたっては，ピアサポーターまたはこれに準ずる障害当事者が携わっている，になっている。

◆基礎研修カリキュラム（厚生労働省）

[1日目] 2日間で440分

1. ピアサポートの理解（30分）：障害領域ごとの歴史や背景・障害領域ごとの視点
2. 演習①（60分）：講義「ピアサポートの理解」の振り返り，気づきの共有
3. ピアサポートの実際・実例（70分）：障害領域ごとのピアサポートの実践
4. 演習②（40分）：講義「ピアサポートの実際・実例」の振り返り，気づきの共有

［2日目］

5. コミュニケーションの基本（40分）：ピアサポートの視点を取り入れたコミュニケーション技法や経験の共有

6. 演習③（60分）：講義「コミュニケーションの基本」の振り返り，気づきの共有

7. 障害福祉サービスの基礎と実際（40分）：障害福祉施策の歴史・障害福祉施策の仕組み

8. 演習④（20分）：講義「障害福祉サービスの基礎と実際」の振り返り，気づきの共有

9. ピアサポートの専門性（30分）：ピアサポートの具体的な専門性・倫理と守秘義務

10. 演習⑤（50分）：講義「ピアサポートの専門性」の振り返り，気づきの共有

※1，3，5，9は，ピアサポーターまたはこれに準ずる障害当事者が講師であること。

文献
1)　種田綾乃：岩崎香　編「障害ピアサポート」p14，中央法規，2019

B 脳損傷者がモデルとして授業参加

2015年，一般社団法人日本脳損傷者ケアリング・コミュニティ学会は，第1回理事会を開催した。理事会のメンバーは，実践者（PT・OT・ST・医師），哲学者，社会学者，大学教授，4名の中途脳障害のある人（日本脳卒中友の会会長・日本失語症協議会会長・大学病院副看護部長・元大学教授）で，まさに障害当事者とさまざまな人々が関わりながら活動を進める理事会であった。

特に，障害当事者と障害当事者を支援してきた専門職が集合した委員会は「当事者社会参加推進委員会」と命名し，「脳損傷当事者が地域において主体的な暮らしを取り戻すことや，障害に対する理解を深めるための教育支援を行う」こととした。

2015年当時，専門学校の学生が，障害のある人にどのように話をし，身体計測するのかを，「学生同士」や「ビデオ学習」で学んでいた。学生は技術が学習途上で，技術を提供することによって障害のある人に不安や痛みを与えるのではないかと，「心配」や「不安」を抱えていた。また，実際に障害のある人と会うとき，学生は頭が真っ白になり言葉がかけられないこともあった。

そのため，当学会から脳損傷の人を派遣し，教育の支援を行うことを提案し，専門学校訪問や企画書を郵送し活動を行い，2017年より学校の院内演習で，実際の脳損傷の人が患者モデルとなり授業に参加していった。

各種学校への働きかけの内容

1）実習前の実技練習時にさまざまな障害がある脳損傷者を派遣し，脳損傷者の主観を伝える講師となることで，学生の実習に対する心因性バリアを取り除くことができます。

2）脳損傷は運動麻痺，高次脳機能障害という障害別に選択可能であり，貴校のご希望に沿うことができます。

3）発症から年数が経過しているベテラン脳損傷者からは，忌憚なく患者の生の声を実習前に聞くことができます。

4）患者の主観を伝える講師の派遣により，学生の心構えが変わります。

以上を，各種専門学校に働きかけた。

脳損傷の人が授業に参加するまでの流れ

1）各学校より，当学会事務局に，脳損傷の人の授業参加協力依頼の連絡が入る。

2）当事者社会参加推進委員長は学校に連絡し，日時と回数，障害の状態などを聞く。

3）該当する脳損傷の人に連絡し，参加の可否を確認後「事前情報用紙」を記述する。

4）学校は脳損傷の人の「事前情報用紙」を確認し，問題がなければ承諾する。

5）学校に参加する脳損傷の人は「行事参加者の障害危険担保保険」に加入する（保険料は学会負担）。保険は，自宅から授業終了し，学校から出て自宅に帰るまでにけがや損傷などの事象があった場合，個人に保険が支払われる。ただし病気の再発は，対象にならない。

6）謝礼は，学校から参加した脳損傷の人に支払われる。学会は支払いに関して関与しないが，委員会で1名随行者を出すため，往復交通費のみ支払ってもらう。

7) その他，詳細についての相談は委員長が対応する。

8) 学校の近隣に，障害者施設がある場合，積極的にその施設の障害のある人が障害モデルとなり活動し，社会参加の推進を果たす。

9) 学生の院内演習で障害のある人として，気にかかる内容は積極的に発言する。

脳損傷の人が参加する学内実習の内容

　学校により，参加する授業の内容は様々である。

1) 脳損傷の人がモデル患者となり，計測の実際を行う。

2) 評価を基に立案した治療・介入手段の実際を行う。

3) 日常生活場面への支援策を学ぶ。

4) 作業療法士・理学療法士のかかわりの実際を学ぶ。

5) 臨床現場で実際に働く作業・理学療法士に指導を受けながら評価を見学・体験する。

6) 計測時のコミュニケーションの取り方を学ぶ。

脳損傷の人の授業参加で分かったこと

1) 学校のメリット

・実習前の実技練習時に脳損傷の人から主観を聞くことにより，学生の実習に対する心因性バリアを取り除くことができる。

・片麻痺，高次脳機能障害という障害をもっているが，学生の質問に受け答えができる脳損傷の人が授業に参加しているため，学生は安心する。

・発病から数年が経過しているベテラン脳損傷の人であるため，忌憚のない患者の生の声を聞くことができる。

・脳損傷の人の主観を聞き，正確な身体計測を実施することで，学生の向学心が増し，心構えが変わる。

2) 脳損傷の人のメリット

・脳損傷の人がモデルとなり授業に参加協力し，人前で正しい言葉使いで話すことを体験し，社会に出ることへの勇気と自信につながる。

・脳損傷の人は自分のことを分かってもらうほか，脳損傷の人への誤解が生じないようにていねいに話すことで，「片麻痺」という負の感覚が「麻痺があっても，人の役に立っている」を知り，感動し自己肯定感が生まれ，新しい障害のある人への「支援者」に変わっていく。

・長時間の歩行，バス，タクシーの乗り方が実践できる。

・往復とも，当学会の関係者が随行するため，安心感がある。

文献

1) 長谷川幸子：脳卒中者みずから患者モデルとなり授業に参加する—当事者社会推進委員会の活動. 地域リハビリテーション 15：297-300, 2020

C　海水浴，スキーなど

　海水浴やスキーは，障害をもった後は足が遠のく余暇活動である。砂浜や雪道は車椅子や杖で通るには不安定で転びやすく，人の多い場所でもあるため不安になる点が多く，行きたくなる要素より，「行かない・行けない」理由となる要素が上回ってしまうという点がそうさせていると思われる。

　私たちの活動であるバリアフリービーチやユニバーサルスキーは，行きたくなる要素が上回るような支援を行っている。

　車椅子ユーザーからの「海は眺めるもの」，この言葉がバリアフリービーチを始めるきっかけとなった。海の近くに住み，海で楽しむのが当たり前の湘南地域でこの言葉を聞くのは，とても寂しく感じた。確かに日本で障害のある人が海水浴を楽しんでいる姿や，海水浴場で車椅子を見かけることはほとんどない。しかし，世界の海水浴場では，当たり前に車椅子の人たちが海水浴やサーフィンを楽しんでいる。

　何が違うのか？　それは「障害があっても来られる」ということが，誰が見ても分かるようになっていることだった。

　2014 年に鎌倉で始めたバリアフリービーチは，「行かない・行けない」理由がなくなるような環境設定を行った。砂浜に車椅子が通れるようにベニヤ板を 100 枚近く敷き，駐車場に着いてから駐車場を出るまでの間，食事，着替え，トイレ，荷物の運搬，そして海水浴をするまで，家族を含め大変にならないように，多くのボランティアがサポートを行う。海水浴は 1 人で来るものではないため，家族や友人など，多くの人々と来ることになる。その当事者や同行者が申し訳なく思ったり，遠慮をしなくてもよいよう，支援の仕方をボランティアに理解してもらっている。その支援とは，その場で友人になることである。

　最初は当事者 10 名，家族，友人，ボランティアを含め 80 人程度から始めた活動だが，2017 年には当事者 50 名，600 人規模の大きなイベントになった。

　病気や事故，そして重度障害で身体が成長し介助量が多くなってしまったため，海水浴に来られなくなった参加者からは，また海に来られてとてもうれしいという声を聞くことができて

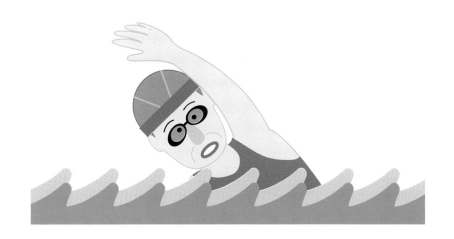

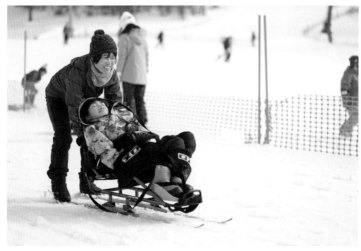

図2　ユニバーサルスキー

いる。

　ボランティアについては，1人の当事者に3名以上のボランティアをチームにし，海用の車椅子を使いながら海水浴のサポートを行う。その間，家族にも海でリラックスしていただいたり，普段手をかけられない当事者の兄弟姉妹との時間に使ってもらうなど，レスパイトの効果もある。また，ボランティアも，医療福祉専門職だけでなく，一般の人がとてもたくさん参加しているが，障害のある人の支援が初めての人もとても多い。そこで，ボランティアのチームに障害のことを知っている人，そして海の遊びを知っている人が必ず1名入ることで，"「障害のある人」と「海で遊ぶ」知識と経験"を共有することができる。この人たちは，今後地域に出ても障害のある人との関わり方ができる人

たちになり，共生社会の礎になる人材となっていく。このようなバリアフリービーチの仕組みは，現在では日本全国に広がっている。

　今は同様の仕組みづくりを，雪山でのスキーでも始めた。北海道や長野県，新潟県などでは，障害があってもスキーやスノーボードが楽しめるゲレンデやスクールなどがある（図2）。

　障害のことを知らないからやり方が分からない，でも一度やってみれば，経験してみれば，誰にでもできることが余暇活動にはとても多い。余暇活動に関わる事業者は，サービス業としてホスピタリティにあふれているところが多い。当事者がどんどん関われる環境を少しつくれれば，世の中が大きくバリアフリーに変わるきっかけになることを確信している。

D 魚釣り

　片麻痺になり，魚釣りをあきらめてしまった人の話をPTやOTから相談されることが多々あった。確かに，餌を付けたり，船に乗船するなど，難しい点は多々あるが，果たして本当に釣りはできないのだろうか？

　そんなことを考えていたとき，金沢八景に車椅子のまま入れるトイレがあるバリアフリー釣船があることを知り，話を聞きに行ってみたところ，多くの障害をもった人が釣りを楽しみに来ていることを教えてもらった。

　本当に釣りの好きな人にとって，釣りの楽しみとは，魚との駆け引きにある。仕掛けを落とし，魚がいるであろう場所で，いかに魚に食いつかせるか，そこが一番の楽しみであるとのこと。逆に言うと，釣った魚にもあまり興味がなかったりする。

　そこで，釣りをあきらめてしまった人を対象に，バリアフリー釣り船を貸し切りにし，「釣りリハ！」（**図3**）という船釣りイベントを行っている。船宿の船長やスタッフは，障害のある人への対応はとても素晴らしく，車椅子でも片麻痺の人でも，問題なく乗船の手伝いを行ってくれる。

　船を貸し切りにしているのは，乗合船では健常者に気兼ねや遠慮をしてしまうことや，餌付けなどの，できていた活動ができなくなった自分に向き合わなければならなくなってしまい，楽しみが半減してしまうことを防ぐことが目的である。

　もう1つ工夫をしている点がある。それは，「バリアフリー船釣り」ではなく「釣りリハ！」というタイトルにしていることである。桟橋や船自体を含め，釣り船への乗下船の場所は段差だらけである。バリアフリーを期待して来たと

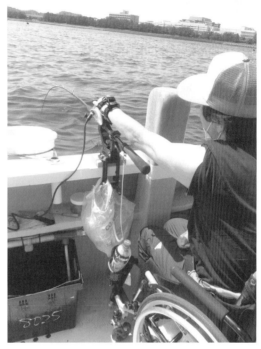

図3　釣りリハ！

きに，段差だらけの状態が目に入れば，裏切られた感覚に襲われてしまい，始まる前から何一つ楽しいことをイメージできなくなってしまう。ところが，「釣りリハ！」と，リハビリテーションをイメージしてやってくると，段差を越えること自体もリハビリテーションとなり，自分のためになることという感覚となり，今まで無理だと思っていたような段差を越えられたときには，それが自信になってしまったりする。

　貸し竿も基本は右手で糸を巻き上げるリールになっているため，右麻痺の人にはとても使いにくく，初めは無理だという声も上がったりする。しかし，一度仕掛けを海に投げ入れ，竿に当たりがくれば，もう巻き上げずにはいられない。動く左手で右利き用のリールで器用に巻き

上げ，魚の姿が見えたときには，満面の笑みに
なっていたりする（**図3**）。

　釣りリハ！　で分かるのは，できないと思っ
ているのは当事者自身であり，釣りという行為
自体は麻痺の有無にあまり関係がないというこ
とである。もちろん，アオイソメなどの餌を付
けるのは，片手では不可能ともいえる。しかし，
釣りリハ！　では，支援者としてPTやOTに
も乗船してもらい，餌付けを手助けしたり，場
合によっては，非麻痺側を使って餌を付けてみ
たり，どうやったらできるかを，一緒に考える
場にもしている。実際，餌は疑似餌など，片手

でも付けやすいものや，交換をあまりしなくて
もよい餌などもあるため，釣りを実現する方法
は，世の中に山ほど選択肢がある。

　船を下りたときには，当事者と支援者が，何
匹もの釣った魚を前に，今日の夕飯について笑
顔で談笑しているところを見ることができる。

　余暇活動ができない理由は，段差や環境では
なく，「できない」と思っている当事者の心の
中にあるともいえる。「できない」とあきらめ
る前に，一度私たちに相談してみてはいかがで
しょうか？

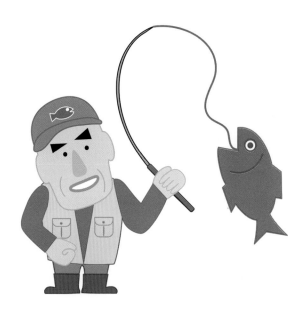

E　旅

バリアフリー旅行

　日本人の60％以上が挙げる，余暇活動の筆頭は旅行である。これは，健常でも障害があっても変わりはない。しかし，旅行に「行く」となると，不安材料の多さは，健常者と障害者では異なっている。

　余暇活動について，海水浴，スキー，船釣りについて述べてきたが，旅はその総称ともいえる。

　現在，全国には数多くのバリアフリー旅行相談窓口があり，私の団体は湘南・神奈川を担当している。バリアフリー旅行相談窓口は，その土地のバリアフリー情報を集めており，相談者の障害の程度に合わせた旅行・観光の紹介を行える。車椅子で泊まれるホテル，障害があっても入れる温泉，バリアフリーな観光地の情報提供だけでなく，長距離歩行が難しい片麻痺の人にはあまり歩かなくてもよい観光の仕方，車椅子を利用している人には，坂の上の観光スポットに行く方法，嚥下が難しい人にはきざみなど

の食事提供ができるレストランなど，さまざまな障害に対応できるようになっている。

旅行をツールとした
リハビリテーション──旅リハ

　横浜ラポールで始まった旅リハは，運動指導員であった宮地氏を中心につくられた，障害のある人が元気になる，旅行をツールとしたリハビリテーションの仕組みの最先端事例である。

　まず初めに，バリアフリー観光と旅リハの違いについて説明する。

　どちらも障害のある人が旅行を楽しむ仕組みではあるのだが，大きな違いがある。それは，人生最後の旅行に行くなど，旅行に「行く」ことを目的になりやすいのがバリアフリー観光で，旅行に行ったら，今までできなかったことができるようになった実感があり，もし次来たらもっとできることが増えるのではないかという，次の予定が生まれるのが旅リハである（**図4**）。

　障害のある人は，いろいろな経験や訓練を受

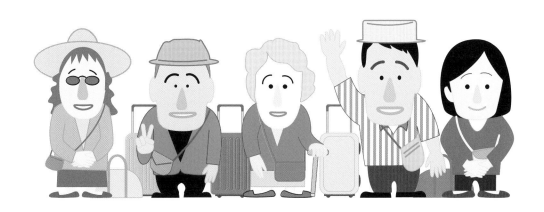

けるたくさんの機会があり，それによるたくさ
んの経験を積んでいることは間違いない。しか
し，日常生活や日常空間で得る経験と比べ，旅
行は，何泊何日というふうに時間が決められて
いるため，旅行先という普段と異なる非日常的
な空間の中で，今そこに居るときにしかチャレ
ンジできないという時間的制限があることで，
「やってみよう」というモチベーションが生ま
れやすい環境でもあることは間違いがない。

　沖縄へ行く旅リハでは，普段車椅子で生活し
ている人が，首里城の大手門の階段を上る選択
をしている。そのきっかけは，自分より麻痺が
重い人が，杖を手放して首里城の大手門階段を
上っているのを見たときに，「自分も登ってみ
たい，登れるはず，次に沖縄に来られるか分か
らない，今しかない」という思いが生まれる。
そこで，支援者の力を借りながら，自力で上り
きったとき，自信・確信が生まれるとともに，
達成感を感じることができる。その上り切った
階段は，日常の階段がとても平易なものに感じ
るくらいの厳しい階段である。

　身体の機能が変化するほどの時間をかけてい
るわけではないのに，短時間でできることが増

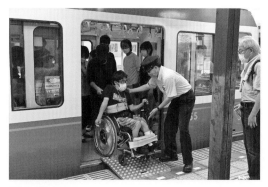

図 4　旅リハ

えるほどの変化が出るのは，もともとそれだけ
のパフォーマンスがあったのではないかと思わ
れる。

　旅行は，非日常空間での，時間と場所を限定
した活動である。これはリハビリテーションの
定義とほぼ同義である。身体機能が向上してい
なくても，精神的，そして社会的な観点で，活動・
参加を増やすことができる旅行は，楽しくリハ
ビリテーションになる仕組みであるといえる。

　障害を理由に「旅行に行かない・行けない」
とあきらめるのではなく，元気になるために旅
行に行く選択があることを知ってほしい。

F　片麻痺の料理

私たちは 2019 年「脳卒中フェスティバル名古屋」（台風のため中止）の料理班としてのイベントの顔合わせで出会った片麻痺当事者 3 人が「料理はリハビリ」という思いで意気投合し，結成したグループである。退院後の自宅での食事づくりを通して，片手での作業や動作・料理の手順などが障害をもった当初と比較すると経時的に格段に進歩していることに気づき，料理とリハビリを結び付けたらよいのではないかと思い，サークルをつくった。

障害の程度は人それぞれ違うのでできることは異なるため，あえて料理教室とはせずに簡単な料理を一緒につくり，会話しながら一緒に食べる，いわば「同じ釜の飯を食った仲間」として親しくなれるピア活動にもつながるのではないかという考えから，サークルとした。実際に活動してみると，参加者から困り事の相談やおのおのの工夫などの提案がたくさんあり，皆で情報を共有している。今までと同じことができない。ならば，どのような工夫をすればよいかを常に考え，便利グッズや手作り自助具などを使いながら火を使わず電子レンジだけでできる料理など "手抜き" ではなく， "手間抜き" 料理として紹介している。そして「できた！」という成功体験の積み重ねがリハビリのモチベーションにつながるのではないだろうか。

ここ数年はコロナ禍のために思うような活動ができていないが，オンラインツールなどを使い「談話室 LEO」を開催した。また最近では

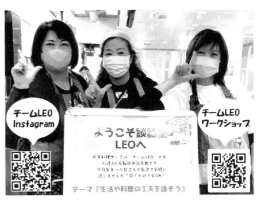

図 5　片麻痺料理サークルチーム LEO

感染対策に注意しながらリアルでの談話室も行いながら，つながりを絶やすことなく活動している。オンラインでは遠方の当事者ともつながり，オフラインでは近い距離での親近感を味わい，両方の良いところを実感したのでこれからも続けていこうと思っている。

また 2022 年からは，東京・世田谷区のデイサービスとのコラボイベントも行っている。2022 年 11 月には台風とコロナで延期になっていた名古屋商業施設での「脳卒中フェスティバル」に参加し，「談話室 LEO」と「片手でBBQ」という交流コンテンツを開催し，仲間との共同作業を通じて一体感と達成感を味わうことができた（**図 5**）。

これからもチーム LEO は皆さんと料理を通して体験と笑顔の共有をしていきたいと思っている。

G　スポーツ

　障害のあることで，スポーツはもう無理と考えている当事者・家族・支援者に数多く出会ってきた。発症前には誰もが必ず当たり前にスポーツを行っていたはずである。安全面，道具の工夫など配慮された環境であれば，安心してもう一度スポーツを行うことができ，誰もが笑顔になり，「できないと思っていたことができた」という体験から，もう1歩前に進む心のきっかけが生まれる。

　障害のある人を対象としたスポーツイベントは年に何度か開催されているが，地域で日常的に当たり前にスポーツを楽しむ場はないと言っても過言ではない。

　私たちはスポーツを通じて，障害のあることに分け隔てられることなく，地域において当たり前にスポーツを楽しむ文化を根付かせたいと考えている。脳障害による麻痺で杖歩行や車椅子の人，高次脳機能障害のある人でも安心してスポーツを楽しむことができ，「楽しい」「またやりたい」という気持ちが心のきっかけになり，仲間とともに活動を続けている。ぜひ一度見学や体験参加をしてほしい。

スポーツを用いた主な活動

1）レジリエンス・スポーツ®教室（前リハビリテーション・スポーツ教室）

　毎週1回，全10回の教室である。地域にある既存の会議室やプールを利用し，ボッチャ・卓球・水中活動を体験する。障害があっても「今ここから」何ができるかを考え，やり方を工夫しながら，誰もが楽しめる方法で行う。ボランティアサポーターや支援者もまずは一緒に楽しみながら参加し，手を出しすぎないサポートを

している。

2）自主活動への支援

　レジリエンス・スポーツ®教室を終えた参加者が，地域のボランティアサポーターや高齢者とともにボッチャや卓球を毎週定期的に行っていかれるように支援している。準備や片付けも，できることを一緒に行い，社会福祉協議会との連携により「いきいきサロン活動」への登録などを行い活動が円滑に行われるようにしている。

3）プールでの活動（図6）

　プールでの水中活動（水中リラクゼーション・水中歩行・水中エクササイズ・泳ぎの導入から泳ぎへ）を毎週水曜日①9：30～，②10：20～行っている。プールは障害があるとできない，危ないのではないかと思われるが，指導者が1対1でサポートするので安心して入ることがで

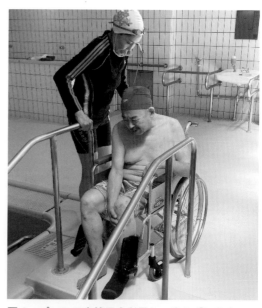

図6　プールで車椅子を利用し，歩かずに入水

きる。プール用車椅子が用意されているので，濡れたプールサイドを歩くことなく入水が可能である。

水中のもつ特性（浮力・水圧・水流・水温）により，思いの外身体を自由に動かせる。麻痺や装具利用や杖歩行の人，車椅子の人でも，入水可能である。思いのほか身体を自由に動かすことができる。水中は非日常の環境で，プールに入れただけでも達成感や自信が生まれる。水中に慣れてきたら泳ぎにもチャレンジする。

【お問い合わせ：一般社団法人輝水会】

輝水会は脳損傷片麻痺の失語のある当事者と運動指導者との出会いにより 2012 年に一緒に立ち上げた非営利型一般社団法人。

※参加・見学・ボランティアを希望の方は以下の連絡先よりお問い合わせください。

FAX：03-3702-0821　E-mail:riha-kisuikai@movie.ocn.ne.jp

HP お問い合わせフォームより　URL:http://kisuikai.com

H　失語症者のための朗読教室

朗読講師の私も失語症当事者

　私は2013年に脳梗塞で倒れ，失語症を発症した。私の仕事は，まさに「読む・書く・話す・聞く」に深く関わる仕事──舞台の戯曲翻訳家であり脚本家。その私に，「言葉を失う」という診断がついた。

　苦しんでいた私は，ふと「朗読をしたら回復するのでは？」と考え，練習を始めたところ，予感は的中し，言葉の改善とともに生活の質も向上した。

　失語症当事者という円と，演劇のプロとして「朗読」を指導できるという円──その2つの円の中心にいる私は，自分の強みを活かして朗読教室を開き，仲間たちの活動を社会に発信したいと思った。

朗読とは

　感情を込めながら，おもてなしの心で作品を届けること。読み物は，小説，詩，童話，古典，ドキュメンタリーなど何でもあり！　読み手の手元に台本があり，その前に聴き手がいれば，一瞬で時空間を超えて成り立つ不思議な世界である。

本教室の特徴

　朗読を学ぶために，月に2回，全国からメンバーたちが集まり，zoomで練習を行う。プログラムは，2つの訓練を組み合わせた独自のものである。
　①言語聴覚士の監修を受けた医療的な訓練

　②演劇的な訓練
　このプログラムを地道に繰り返して練習することにより，言葉の改善だけでなく，以下のようなメリットも得られる。
・コミュニケーション能力の向上
・社会でのチャレンジ精神アップ
・立場や年齢を超えたコミュニティの誕生
　失語症を発症された人は，朗読の練習を習慣化することによって，未来の言葉を変えられるかもしれない。

朗読の魅力(1)──物語を深く読む

　朗読教室の門をたたかれる人々は，私の指導法が「ひたすら物語を深く読む」ということであるから，初めは驚かれる。

　私は長年，演劇に関わってきたので，作品やセリフをいろいろな観点から読み解くヒントを提供できる。メンバーたちはそのヒントを追いながら，仲間と悪戦苦闘し，ディスカッションをしながら，1つの物語を読み通していく。「物語を深く読む」ことで，まったく新しい世界を知り，最後に1つの作品をみんなで創り上げる──このプロセスは，メンバーたちにとって，新鮮で楽しいチャレンジである。言葉の回復には，そのような「ワクワク感」も大切である。また，発表会を観てくださるお客様がいてくださることも，大きな励みになる。

朗読の魅力(2)──コミュニケーション能力が高まる

　レッスンには，朗読というより演劇に近いゲームも取り入れている。

例えば，「はい」とか「さあ」など，「たった一言のセリフで何を表しているか？」を他のメンバーに伝えるゲーム。同じ「はい」でも，「早く帰りたいのに上司から残業をやれと言われたときの，はい」と「片想いだった人に，思いがけず相手から好きです！　と言われたときの，「はい」は，言い方も感情も表情もまったく違う。

感情の変化によって，1つの言葉でも伝わり方が違うこと。言葉の改善も大事だが，社会的なコミュニケーションを円滑に行うためには，そうした技術を磨くことも必要である—ということを伝えたく，お題を出して，身振り手振りやアイコンタクトもOKで発表していただいている。メンバーたちは笑って，楽しんで，仲間同士の絆も深まり，自然にコミュニケーション能力も向上して—と，ゲームによってもプラスの化学反応が生まれている。

朗読の魅力(3)──小さな共生社会

教室には，失語症が重い人／軽い人がいるが，ほかにも，高次脳機能障害の人，顔面麻痺の人，健常者といえる人など，いろんな人がいて，小さな共生社会といえる。「楽しいからみんなで集まっている」というこの活動は，ダイバーシティやインクルージョンという概念ととても親和性が高いと，私は感じている。

朗読自体の楽しさもあるが，朗読を通して「社会と共生できる」という広がりやつながりは，それ以上に楽しいのではないだろうか。

失語症者のための群読

若竹は失語症者と家族の居場所

若竹（「北多摩失語症友の会『若竹』」が正式な名前）は 2004 年 5 月から始まった。失語症者と家族の居場所である。

月に 2 回集まっている。今は 12 人の失語症者と家族がいる。それと言語聴覚士 2 人，会話パートナー 3 人。「近況報告」や群読の練習などをする。会員が東村山市，清瀬市，東久留米市，西東京市，国分寺市，府中市などにいる。

コロナ禍でマスク，手洗い，検温，換気に加えて，声を小さ目にするのがつらい。大きな声を出すのが一番の薬なのに！

緊急事態宣言は解除したが，公民館などが飲食禁止のまま。自前の失語症者専用ディがあればよいと思った。コロナ禍でもう 3 年も旅行，料理教室もできない。

群読は皆好き

公演は 2014 年 11 月 24 日（月・振替休日）「失語症のつどい in 首都圏」の群読から，2020 年 2 月 16 日（日）に行われた若竹会長の通夜の群読まで，5 年間 32 回続いた（**図 7**）。その直後から全世界がコロナ禍になり，今も警戒中である。それ以降は，ビデオ参加があるだけとなっている。

群読の練習は，例会のときに 1 時間ほど行う。皆が頑張っていることを実感するし，言葉の勉強にもなるので，皆好きである。

作詞は思い浮かぶことをなんでも書けばよい。ただ皆の気に入ることが大事である。

皆で声に出して読む群読なので，失語症や脳卒中などの皆の病気のことを一言入れるようにしている。共通のことなので，詩の重み（悲しみや喜び）が増すようである。

例えば，今日の詩は 4 つ。
「第一声」（あーあーあーしか云えない私…）
「娘の結婚式」（一緒に泣けない失語症，後で泣く…）
「妻は妻」（妻はもっとやりたいことが…）
「60 才の女子会」（何でも来いと云う私になったよ…）

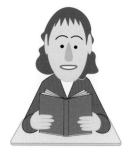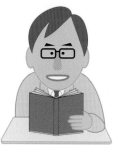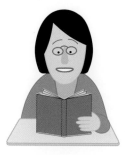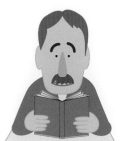

若竹群読公演一覧

2014年　失語症のつどい in 首都圏（武蔵野市）

2015年　知ってほしい失語症（西多摩高次脳機能障害）など2カ所

2016年　日本脳損傷者ケアリング・コミュニティ学会（国立市）など4カ所

2017年　おしゃべりカフェ1周年（東村山市）など6カ所

2018年　ゆいまーる失語症研究会（東久留米市）など5カ所

2019年　日本失語症者全国大会 in 大分など12カ所

2020年　春の音コンサート（世田谷区）など2カ所

2020年～2022年　ビデオ出演3カ所

今日の群読（図7）

「娘の結婚式」

脳出血で倒れた　片足マヒ残った

娘の式まで　半年だけど

歩いて見せる　歩いて見せる

夏のあじさい公園　秋の萩山公園

冬の水道道路　足で歩く

脳出血で倒れた　失語症もらった

バージンロードも　娘の言葉も

泣く場面なのに　泣けなかった

失語症はゆっくり来る

後から読んだ手紙　涙止まらない

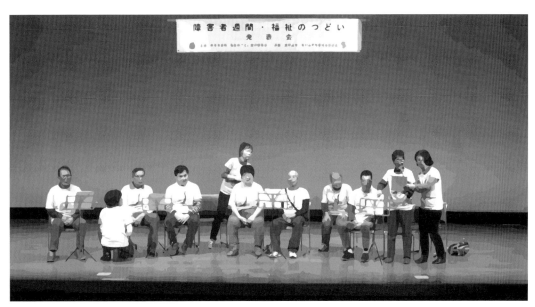

図7　「若竹」群読講演

J 写真撮影

今から 10 年前の夜，脳出血で突然，高次脳機能障害，失語症，右半身麻痺という診断が下された。右片麻痺で不自由な身体のリハビリテーションと失語の訓練をする毎日，生き地獄の日々を過ごしていた。

その中で，写真撮影をするようになったきっかけは，リハビリから家に戻った雪が舞う 1 月の朝，周囲の目もあり，朝早く外を歩き始めたとき，落ちそうで落ちない水滴の中に希望が見えたように思った。形に残したいと夢中でシャッターを切った。撮った写真を「朝日」と題して出展した（**図 8**）。それが見事入選を果たしたのである。そのときの喜びは今でも忘れられない。

「奇跡だ」「よくここまで」と発症当時を知っている人たちは驚きを隠せなかった。自分自身は，大変とも苦痛とも感じたことはなかったが，第 2 の人生・新たな自分を見つけるためにチャレンジする自分がいたからである。もっと写真を撮りたいと思い，利き手だった右でなく，新たな自分の左手でシャッターを切りたいと，各カメラ業界へ連絡をとった。その中で自分の思いをくんでくれたのが「OLYMPUS」だった。共同開発として左手だけでも写真が撮れるようなカメラができた。

このカメラを使うことによって自信を得た自分は，意欲的に外に出かけ，夢中で写真を撮り続けた。

最近ではスマートフォンで写真を楽しむ人が多くなっているが，障害を負った人は，逆にカメラをあきらめていると思う。自分もそうだが，挑戦することで，写真を楽しむことができるようになった。これまで見過ごしてきた，あるいは避けてきたものに向き合い，その意味を考えるきっかけとなった。そのことを仲間に伝え，共感が生まれた。自然に相互交流・援助という

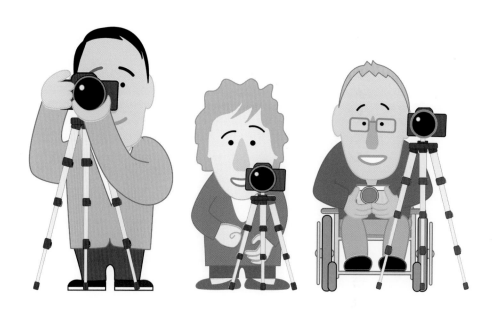

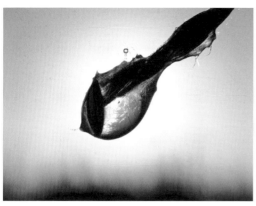

図8　初めての作品出展（「朝日」）

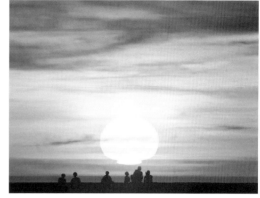

図9　沈みゆく夕日を見ながら（「稲佐の浜」）

形になった。

　写真を見ると，あのとき自分が何を見て何を感じていたか思い出させてくれる。貴重な記録など写真は，仲間との語り合いの中で，いきいきと輝いてくれる。

　また，写真と「声」を組み合わせることで言葉だけでは伝えるのが難しいことを伝えることができる。失語症の自分たちには，大切なツールだと思われる。

　写真撮影を通して，共感できる仲間が自然と集まれたのが，「出雲　縁ing（えにしんぐ）トークの会」である。私たちは当事者として，個々で違う症状の細かい部分を情報交換しながら，できるだけ多くの人に理解してもらいお互いが助け合えるような地域共生を進めていくために立ち上げたものである。この会は島根県出雲市を活動拠点として社会的自立の推進および社会復帰を目指し，地域社会の高次脳機能障害に対する正しい理解とリハビリテーションの普及を図ることが活動内容である（**図9**）。仲間たちからの共感，理解を経験しながら，いきいきと自分らしく生きていくことを支え，さらに写真と声を発信しているのである。

おわりに

　当事者1人ひとりにとっての「きっかけ」があって，この集いに参加した当事者同士は瞬く間に仲間になれる。当事者同士が出会い自分のつらさに共感してもらえ，笑顔が生まれる。その笑顔の先に，悲しさ，苦しさ，そして悔しさを乗り越えた，ある意味，当事者の誇りを見ているからだと思われる。出雲　縁ingトークの会。今後も積極的に活動し，輪を広げ続けたい。

フォトヴォイス──写真と語りによる障害体験作品展

フォトヴォイスとは？

　フォトヴォイスは，写真と語りを使うことによって，人々が自分の人生，ものの見方，そして経験を表現することを可能にするプロセスのことである。この人々の生を浮かび立たせようとする試みは，1991年から世界中のいろいろな場所で，人々自身，研究者，社会的サービス提供者，政策関与者によって行われている。

　フォトボイスのプロセスは，以下のようなものです（**図10**）。

1）フォトヴォイスについて知る・学ぶ

　①疑問，心配，そして希望についてグループで話し合う。

　②回復を手助けする，あるいは妨げるようなことについてグループで考える。

　③どんなふうに写真が自分たちの「物語」を語ることができるのか話し合う。

　④探求者になることについて学ぶ。

　⑤プロジェクトを他の人に説明する練習をする。

2）写真を撮る

　①どんなふうにカメラを使うか習う。

　②自分の考えを表現しているような写真を各自で撮ってくる。

　③グループのメンバーが撮ってきた写真をファイルして整理する。

3）写真について話し合って，自分の経験を重ね合わせる。

　①このプロジェクトを行うことで何を言いたいのかを考える。

　②さらに写真を撮るためのアイディアを考える。

4）物語を書く，あるいは写し取る

　①その写真に合わせた物語を書く，あるいは写し取る。

5）展示するための写真をいくつか選ぶ

　①展示するためにカテゴリーに分ける。

　②ゲストを呼んで写真について話し合う。

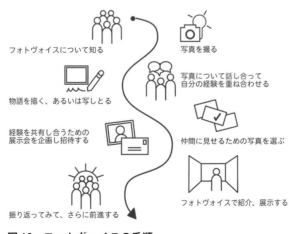

図10　フォトヴォイスの手順

6) 経験を共有し合うための展示会を企画し，招待する

①展示会の準備をする：何を，どこで，いつ，どんなふうに。

②誰を招待するか考える。

③招待状を作成して郵送する。

7) フォトヴォイスを紹介する展示会を開く

①これまでになしてきたことを祝う。

②会場に来てくれた人々が自分たちの努力についてどう考えるかを聞いてみる。

③自分たちの声が届くのを知る。

8) 振り返ってみて，さらに前進する

①お祝いをする。

②自分たちが何をなしてきたのか，何を学んだかを振り返る。

③次のステップを考える。

④将来の計画を立てる。

　下記は，標準的なフォトヴォイスのスケジュールである。ぜひ実践してみていただきたい。

《モデル・スケジュール》

・2時間×10回＝20時間

・1月に2回程度集まる

1回目：概要を知る（2時間）

　　　写真を撮ってくる

2～5回目：話し合う（10時間）

6回目：物語を書く／写し取る（12時間）

7回目：展覧会企画／招待状作成（14時間）

フォトヴォイスの作品

　それでは，フォトヴォイスの実際の作品を見てみよう（**図11**）。2010年に横浜のある脳卒中の患者会の皆さんによって作られた中の一つである。この会での作品は，2012年のアジア太平洋社会学会会場で展示し，参加者から賞賛された。

　フォトヴォイスを行った人たちは，自分にとって，そして家族や友人など周囲の親しい人

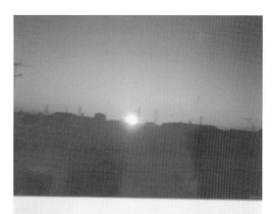

図11　フォトヴォイスの作品

たちにとって大きな効果があったという感想を述べている。フォトヴォイスを行うことで，ありのままの自分に自信がついた人。ぎくしゃくした関係になってしまった家族が作品を見て，思い，苦闘，希望を初めて知り，長い年月を経て，深く理解し合えるようになったというのである。

　フォトヴォイスを行うには，特別な準備はいらない。参加する仲間と，話し合いをうまく進行してくれるファシリテーターがいればいい。写真も，上手でなくてもいい。「日本人は人前で自分のことを話すのはどうも苦手かもしれない」という意見もある。確かにそういう側面もあるかもしれない。だから最初は，各自の撮った写真を持ち寄るだけでいい。そうすれば，そこから何かが生まれてくるだろう。

参考文献

1) Lorenz LS：Brain Injury Survivors: Narratives of Rehabilitation and Healing. Lynne Rienner Publishers, 2010

2) 細田満和子：脳卒中を生きる意味―病と障害の社会学。青海社，2006

3) 細田満和子，ペギー・ロバーツ，ローラ・ロレンツ，フォトヴォイス―写真と語りによる障害体験作品展。臨床作業療法 7(3)：254-257，2010

L 菜　園

高次脳機能障害地域活動支援センター　設立経緯

　設立当初，川崎市内には高次脳機能障害の人が利用できる通所施設や地域活動支援センターを含めた日中活動先は非常に少ない状況にあった。そのため，社会参加・活動の場を拡充する必要性があり，その役割を果たす機関が求められていた。高次脳機能障害に精通した専門職が常駐し，高次脳機能障害に特化した支援機関として，川崎市社会福祉事業団が川崎市の委託を受け，2012（平成 24）年 7 月に設立し管理・運営することとなった（**表 2**）。

菜園の始まりと良さ

　設立当初から菜園活動を活動プログラムの 1 つに取り入れることを決めていた。理由としては，菜園活動という共同作業に参加することで，楽しみながらも，自身の高次脳機能障害の症状への気づきと振り返りができることにある。菜園活動に参加することで，仕事を目指す人にとっては，他者と共同で作業に取り組む機会が得られ，将来仕事を目指すうえでの大切な役割を果たしている。

　また，調理活動と組み合わせることで，家庭で家事役割をもてるようになるための練習の場にもなっている。菜園活動に参加していない人でも調理に参加でき，菜園に行っている人も行っていない人も一緒に会食することで一体感が得られる。また，種を蒔いてから，手をかけて大切に育てれば育てるほど大きな実りとなって返ってくるといった充実感と，雨風にさらされながらもたくましく育つ露地野菜の姿から生きる力を感じ取って参加者自身が元気になれるという良さがある。

現在の活動状況

　毎週木曜日の午後（夏場は午前），菜園活動を行っている。参加人数は 5 名ほどである。場所はセンターからバスで 20 分ぐらいのところである。参加している人たちで，当日菜園に行

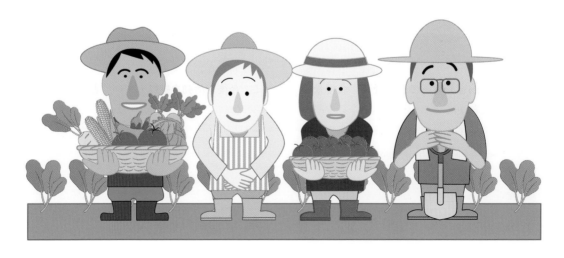

表 2　事業所の紹介

住所	〒 213-0002　　　川崎区高津区二子 4-4-7　T.S BLDG　4F
電話	044-299-8201
開所	月 〜 金　　　通所 9：30 〜 15：30（相談 8：30 〜 17：00）
定休日	土・日・祝祭日・年末年始
アクセス	東急田園都市線 高津駅西口より徒歩 3 分　東急バス，市営バス 高津駅前バス停より徒歩 3 分
事業所紹介	高次脳機能障害でお困りの方が相談できる「相談事業」と，日中センターに通所され，活動プログラムに参加できる「通所事業」からなる地域活動支援センターです。相談事業では，ご本人様やご家族様，支援機関の方など，どなたからでもご相談を受け付けます。電話，FAX，メールなどをご利用頂けます。 通所事業では，ご本人様のご希望や，やってみたいことを一緒に考えながら，住み慣れた地域で，望まれる生活を実現できるようお手伝いをしています。 また，当センターでは，高次脳機能障害に関する普及啓発や関係機関との連携，当事者の方やご家族の方への支援，人材育成なども行っています。

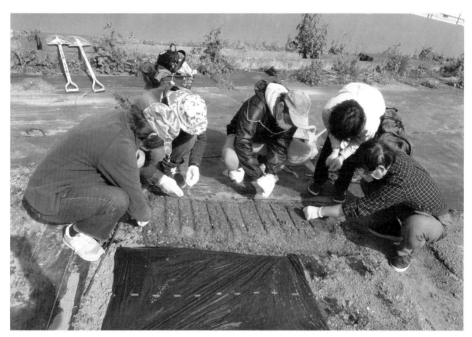

図 12　菜園活動の様子

く前に作業の打ち合わせを行い，作業内容の確認と役割分担を決めて作業に参加している。また，作業した内容や収穫できた野菜，収穫量についても，役割を決めて，作業の様子や収穫した野菜の写真を撮影し，PC で編集し菜園活動を記録している（**図 12**）。

今後どうしていきたいか

現在も菜園活動の記録を当センターのホームページに掲載している。当事者，家族，支援者，いろいろな人に菜園活動を知ってもらえるように，今後も活動を継続していくとともに，みんなで作成した菜園活動の記録をホームページに掲載していきたいと思う。また，「菜園活動ならば参加してみたい，やってみたい」という人にも当センターの菜園活動の良さが伝わるように，地域に向けて発信し続けていきたい。

3 当事者の会，家族の会による支援

A 日本脳卒中者友の会

●**正式名称**：NPO 法人日本脳卒中者友の会

●**代表（理事長）**：石川順一

●**連絡先**

・NPO 法人日本脳卒中者友の会　http://noutomo.com/

・NPO 法人日本脳卒中者友の会　東京支部 https://noutomo.jimdosite.com/（全国どちらからでも対応させていただきます。お時間をいただく場合もありますが，必ずご返答いたします。）

TEL　070-8998-2264（30 秒ほどすると留守電になります。メッセージを残していただければこちらから連絡させていただきます）

●**設立の経緯と目的（設立年）**：1995 年に全国脳卒中者全国大会が神戸市で開かれ（阪神淡路大震災で全国からの支援の必要性から），正式に発足。

●**運営方針**：脳卒中（脳梗塞・脳内出血・くも膜下出血）による後遺症をもつ患者の会である（**図1**）。また，脳卒中の患者家族，脳卒中の医療やリハビリテーションに関わる，脳卒中の後遺症に関わる情報をもっていたり，情報収集を目的としたりする方の参加も歓迎している。

●**概要**

・**会員数**：約 80 名

・**構成（性別，年齢層，主な疾患など）**：性別，年齢はさまざま。女性が若干多め。入会年齢は 40 〜 50 歳で発病後 1 〜 2 年，ある程度リハビリの進んだ方が入会される場合が多い。

●**活動**

・年次総会。東京支部では年 4 回の交流会。ピア友の研修会。オンライン交流会。

・ニューズレター「あゆみの友」（**図13**）を年 2 回以上発行予定。

●**国などへの働きかけ**：脳卒中の発症や再発を予防し，超早期の救急治療体制をつくり，脳卒中者が障害を改善し生活や人生を回復できるよう，循環器病対策基本法の推進をはじめ医療・リハビリ・福祉・介護の制度の改善を図るために連携し，提言や要望を行う。

　そのほかに，社会への働きかけ（相談事業，発行物など）や，就労への支援（受け入れてもらえる業種選定や心の持ち方など，経験者からのアドバイス・交流）などを行っている。

●**入会の仕方（会員の条件）**：連絡先へご連絡ください。

●**これからの展望**

　「NPO 法人日本脳卒中者友の会」は，脳卒中患者同士が，生きるうえでのあらゆる経験の情

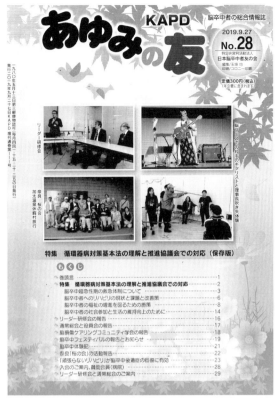

脳卒中者の総合情報誌

あゆみの友 KAPD

2019.9.27
No.28

特定非営利活動法人
日本脳卒中者友の会
編集/玉後 均
印刷/コロニー印刷

定価300円(税込)
(※会費に含まれます)

リーダー研修会

信州「桜の会」
加太温泉休暇村旅行

ブラスみなもと・リレーセラピストと理事長坂本矢体験

特集　循環器病対策基本法の理解と推進協議会での対応（保存版）

図 13　ニューズレター「あゆみの友」

報を伝え合う会である。脳卒中（脳出血・脳梗塞・くも膜下出血）は，さまざまな後遺症を引き起こす。しかし，リハビリテーションを行っている病院では退院後のさまざまな生活についてまで面倒を見てくれないことがほとんどである。脳卒中で後遺症が残ったときの退院後には，健常者には理解できない多くの困難が待ち受けている。その困難と，時には闘い，また共に生きなくてはならない。戦いは自分の身体を治すリハビリテーションであり，共に生きるのは福祉用具の活用やそれぞれの障害に対しての工夫だと考えている。現実として，リハビリテーションでは完全に元の身体に戻ることは不可能なことも多くあり，福祉用具や個々人の生活の工夫が必要になる。

　病院ではリハビリテーションのやり方は教えてくれる。しかし，やりたいリハビリテーションは個々人で違うが，病院は通り一遍の場合が多いと，私は感じている。福祉用具も日進月歩

で，便利な物が出ているが，よほどアンテナを張っていない限り，自分にピッタリのものには出会えない。生活上の工夫は，大きいところでは住宅のバリアフリー化から，調理の工夫，物の置き方の工夫など多岐にわたる。障害をもつことは，健常者とは違う悩みをもつことなのである。

　健常者とは違う悩みをもつが，障害をもったからといって「普通の生活」ができないわけではない。やろうと思えば，健常者とまったく同じとはいかないが，美味しい料理を作ることや車の運転，旅行にだって行ける。障害者になると，「あれもできない，これもできない」と悩み，落ち込む。しかし，ちょっとした「勇気と工夫」さえあれば，大抵のことはできるのである。そう思えば，障害者としての生活にも希望がもてる。

　脳卒中者は一生をかけた「戦い」という側面ももっている。「戦い」に戦友がいれば，「戦い」

も楽しいものになる。同じ病気の後遺症をもつ者同士で，気の合う仲間を見つけられる場所になるかもしれない。

「NPO 法人日本脳卒中者友の会」は，歴史はあり，全国組織であるとはいえ，現在，会員は約 80 名で，実際に活動している拠点も数カ所である。しかし，情報や経験は，数が多ければ多いほど価値のある集まりになる。現在は，ネットを活用したリモート参加もできるし，同じ地域の仲間をマッチングすることも考えている。

退院直後の不安を抱えている人だけでなく，若くして脳卒中者になった人，病歴 10 年以上のベテランの人，さまざまな脳卒中者が集うことでさらに充実した会になると考えている。ぜひ，見学にだけでもお越しください。

B 脳卒中フェスティバル

● **正式名称**：一般社団法人脳フェス実行委員会

● **代表（理事長）**：小林純也

● **連絡先**：〒 271-0091　千葉県松戸市本町 17-11　芹澤ビル 6F
　　　　　URL　https://noufes.com/

● **設立の経緯と目的（設立年）**：2017 年に，脳卒中になっても，その後の行動や他者との関わりによって，可能性は無限大に広がり，人生を楽しむことができることを伝えたいと設立した（法人化は 2018 年）。

● **運営方針**：「楽しい」ことを通じて，障がい当事者のエンパワメントを高め，社会をグラデーションにする

● **概要**：イベント集客 500 ～ 5,000 名。公式 YouTube チャンネル 4,300 名。公式 LINE 公式アカウント 890 名。

● **活動**

・公式 LINE での情報発信

・YouTube での情報発信

・年 1 ～ 2 回のイベント運営

● **入会の仕方（会員の条件）**：LINE 公式アカウント登録

● **これからの展望**

・地域のお祭りに脳フェスのコンテンツを取り入れていく

・医療・介護職養成校・者への教育事業

脳卒中フェスティバルと新月

　脳卒中サバイバーと健常者の間の心の溝を解消し，脳卒中サバイバーの可能性は無限大であることを世の中に伝えるためには，どうしたらいいと思いますか？

　初めまして。脳卒中患者だった理学療法士の小林純也です。

　17 年前に脳卒中を患い，意識消失，右片麻痺，運動失調，高次脳機能障害，感覚障害という後遺症に苦しんだ。

　そして，右半身に残る障がいを強みに変え，同病者を支えたいと，理学療法士となった。そして感じた違和感。『患者』と『医療者』の間に存在する心の溝のようなものを感じた。「脳卒中の○○さん」というような医療職の言葉や，「病気になったことがない人に障がい者の気持ちなんて分からない」「障がい者になったから人生終わり」といった当事者さんの言葉。

　さまざまな事情や心情があるのは痛いほど理解しているが，当事者でもあり，医療者でもある私からみると，分断のように映った。

　患者団体に所属し，国会に陳情に行ったり，さまざまな当事者さんと関わる中で，「もっと並列に，ひとりの人と人として関われるようにするにはどうしたらいいか？」と考えるようになった。

　そして，私自身がそうであったように，脳卒中になっても，その後の行動や他者との関わりによって，可能性は無限大に広がり，人生を楽しむことができることを伝えたいと思った。

　そうして生まれたコンテンツが，「脳卒中フェスティバル（脳フェス）」（**図 14**）であった。

　ここに来れば，健常も障がいもなく，楽しむことが出来る。「楽しい」を唯一の共通言語とし，フェスティバルに脳卒中の要素を絡めることで，「結果的に」脳卒中の啓発ができる場所。同じ価値観をもつ仲間が集い，健常者は障がい者理解を深め，障がい当事者は社会へ踏み出す活力をもらえるようにデザインした。

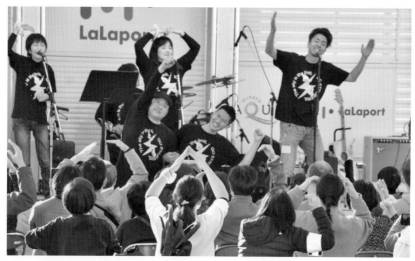

図14　脳卒中フェスティバルの会場風景

　不安がなかったかといえばウソになる。構想はあったものの，なかなか実行できずにいた。しかし，副代表の作業療法士，岡徳之に背中を押され，SNS上でスタッフ募集をかけると全国から40名以上の応募があった。

　社会的意義を確信した私たちは，準備を進め，2017年の10月29日に，第1回の脳卒中フェスティバルを開催した。180名が定員であったが，当日は日本を横断する大型台風が，関東を直撃。イベント運営が初めてだったこともあり，強行。「当日人は来るのか？」「けが人は出ないか？」たくさんの不安だらけだったが，フタを開けてみれば250名の参加者が，北は北海道，南は鹿児島から集まった。ファッションショー，スポーツイベント，料理実演，メイク実演など，そのすべてが脳卒中当事者とともに考え，創った。

　そこから今日まで，年1回のイベントは，時勢とともに時にオンラインに切り替えながら，開催している。

　脳フェスがきっかけで，さまざまな当事者からドラマのような報告をいただく。車椅子がいらなくなり，杖歩行になった人，復職した人，作業療法士になった人，意識不明のときから脳フェスに行くことを家族が呼びかけ，そこから

2年後に参加してくれた人…。

　個々のエピソードを挙げれば，それだけで本が書けるくらい，感動的なものばかりである。

　読者のあなたに気づいてほしいのは，われわれは「場所」を用意しただけだということ。参加者自身が，そこで何かを感じ取り，仲間と出会い，行動を変化させ，人生の選択肢を広げていったのだ。

　人は，何歳でも，何があっても，輝ける。一見真っ暗闇に見えても，それはまるで新月のように，仲間という太陽に照らされ，公転のように動き続けることで，光を取り戻し，他の誰かを輝かせることができる。

　脳フェスは，いつでもあなたの参加を待っている。

▲脳卒中フェスティバル LINE 公式アカウント

▲脳卒中フェスティバル公式 YouTube

C 日本失語症協議会

●**正式名称**：特定非営利活動法人日本失語症協議会

●**理事長**：園田尚美

　顧　問：大田仁史，小西洋之，竹川英宏，深浦純一，斉藤秀之，中村春基

●**連絡先**：住所・東京都杉並区久我山 2-10-23
TEL03-5335-9756　FAX03-5335-9757
Email　office@japc.info　URL: https://www.japc.info/

●**設立の経緯・設立年**

・1982 年頃，東京には都立養育院の言語の関係者を中心にした「東京失語症友の会」があって，退院後の言語障害のある人，その家族及び協力者が毎月 1 回集まり，自主的な交流と訓練の会を行っていた。

・この会の主要な関係者は秋元波留夫，遠藤尚志，田村利男，細井達雄等であった。このほかに全国には「失語症友の会」が 12 グループ〔秋田市，東京中野区，東京北区，東京原宿，金沢市，高岡市，福井市，松山市，高知市（2 グループ），北九州市，那覇市〕あって，それぞれ集まりがもたれていた。

・当時の状況は，『失語症との闘い』（東京失語症友の会編集・発行，1982）に詳しい。

・1883 年に第 1 回全国大会東京大会を開催し，日本失語症協議会の前身である「全国失語症友の会連合会」が設立された（名称変更は 2016 年）。

●**運営方針**：本会は，失語症等の言語障害者団体（主に失語症者・麻痺性構音障害者とする）並びにこれに賛助する団体および個人によって組織し，失語症などの障害のある人への福祉・医療・保健等の向上に向けての活動並びにこれに必要な事業を行い，同障害のある人の言語機能回復や社会復帰を図り，また，その生活の向上と社会参加の促進を図るべく，種々の活動を通して福祉の充実・増進に寄与することを目的とする。

　すべての協議会活動に関して，国連権利条約「私たち抜きに私たちのことを決めないで」をモットーとしている。

●**概要**

・会員数：友の会 81 団体（約 1,000 名），個人会員 233 名，法人会員 12 法人。

・構成：友の会の当事者の多くは高齢者，個人会員はさまざまな年齢層。

・主な疾患：脳卒中・脳外傷

●**活動**

・機関紙の「JAPC ニュース」年 5 回配布

・失語症関連の書籍の発行
（『失語症生活便利帳』『家族が失語症になったら手に取る本』等）

・失語症相談事業（対面，電話，zoom，等）

・失語症調査・研究事業

・失語症各種講習会・講演会実施

・失語症カフェの開催

・全国大会開催（2023 年は発足 40 周年記念・第 34 回山梨県大会予定）

●**国などへの働きかけ**：毎年・所管官庁（主に厚生労働省との意見交換実施・要望書を提出）。
　その他の官庁にも，折に触れて，陳情。

●**入会の仕方**：メール・電話・FAX などでの連絡の後，申込書類を送付，会費納入。

●**今後の展望**

　創立から40年も経過すると，友の会関係者も高齢となり，参加者も減少する。支援をしてくださる言語聴覚士も高齢化していく。支援者が退職すると友の会が運営困難になる。会長や家族・支援者が高齢化しても次世代の人が，役員を継承しないなどで閉会を余儀なくされている。現在，友の会の数は最盛期の半分以下である。友の会のあり方も，創立当時とは異なってきている。意識改革が必要であろう。さらに，近年はCOVIT-19の影響もあり，友の会活動も停止し，外出が面倒となり，引きこもってしまう。全国大会も3年延期の後，ようやく2023年に開催できる運びとなった。困難の中，日本中の会員，友の会が存続する以上，協議会は失語症の人たちが当たり前の生活を取り戻すための運動を休むことはない。今年度も，調査研究事業を実施する予定もあり，講習会も予定している。コミュニケーション手段を失った失語症の人の人権の確保が第一の課題である。就労だけではなく，当たり前の生活の維持が目標である。会員数が少なくなったとはいえ，実際の失語症の人たちの人数が減少しているわけではない。全国にいる，およそ50万人超といわれる失語症の人たちが，現在，福祉の谷間にある失語症の福祉施策を，会員も会員ではない人も，すべての失語症者が当たり前のサービスとして利用できるような社会を目指す。

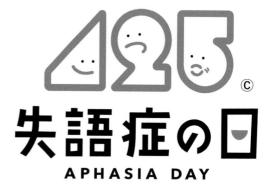

D 日本高次脳機能障害友の会

●**正式名称**：特定非営利法人日本高次脳機障害友の会

●**代表**：片岡　保憲

●**連絡先**：780-8014　高知市塩屋崎町 2-12-42
　　　　　E-mail　info@biaj.net

●**設立の経緯と目的**

　2000 年 4 月，当時の脳外傷友の会みずほ，脳外傷友の会ナナ，脳外傷友の会コロポックルの 3 団体からなる任意団体「日本脳外傷友の会」として活動がスタートした。

　当会発足当時は，高次脳機能障害という言葉すら十分に周知されておらず，国や地方自治体による支援も充分ではなく，障害者手帳も取得できない，自賠責保険による障害認定の等級も適切に判断してもらえないという状況であった。「谷間の障害」と呼ばれていた状況を何とか打開したいという一念から，当時の役員を中心に積極的に厚生労働省に働きかけをした結果，2001 年には全国の医療機関を拠点として 5 年間にわたる「高次脳機能障害支援モデル事業」が展開された。

●**運営方針**

　高次脳機能障害当事者やその家族に対して，行政機関，医療機関，福祉機関等の情報を提供することや高次脳機能障害当事者と家族との交流や情報交換の場である。

　社会に対し高次脳機能障害の理解を深める啓発活動を行うことにより，高次脳機能障害のある人が安心して暮らせる世の中の実現を目指したいと考えている（役員，事務局，団体構成の詳細などは日本高次脳機能障害友の会ホームページを参照。https://npo-biaj.sakura.ne.jp/top/）。

●**概要**

会員　加盟団体 59 団体，会員数約 2500 名（2022 年 4 月時点）

　外傷性脳損傷や脳血管疾患などにより，「高次脳機能障害」のある当事者と家族の会の連合組織

　2018 年，高次脳機能障害当事者とその家族に必要な施策の充実をさらに推進するため，「日本脳外傷友の会」から「日本高次脳機能障害友の会」に名称を変更した。

●**活動**

　全国大会を毎年開催している。コロナ禍においてもオンライン全国大会というかたちで，なんとか大会を継続している（**図 15**）。

●**国などへの働きかけ**

　高次脳機能障害支援モデル事業は，2006 年度から「高次脳機能障害支援普及事業」として引き継がれ，全国の自治体に支援機関を設置して相談支援事業などを実施するようになり，2022 年 4 月現在，全国 120 箇所に支援機関が設置されている（国立障害者リハビリテーションセンターのホームページ参照）。

●**入会の仕方（会員の条件）**

　法人の運営目的に賛同したうえで，法人の事業を運営する個人および団体としており，運営会員（正会員），準会員，賛助会員がある。

●**今後の展望**

　高次脳機能障害支援モデル事業の開始から 20 年以上が経過した現在，高次脳機能障害当事者やその家族を取り巻く環境は大きく変化してきている。20 年前と比べると，高次脳機能障害という言葉は少しずつ社会への拡がりをみせ，高次脳機能障害に対する理解も拡がってきていると感じる。しかしながら，まだまだ多くの課題が山積していることも事実である。

　未だ，医学的リハビリテーションや地域リハ

ビリテーション，社会的リハビリテーションなどの充分な治療や支援が受けられないまま在宅や職場へ復帰し，ドロップアウトしてしまう当事者が多く存在している。高次脳機能障害に関して，正しい診断のもとで精神障害者保健福祉手帳の診断書や障害年金（精神），労災における診断書，自賠責後遺障害診断書，介護保険主治医意見書，障害者総合支援法における意見書等を記載できる医療機関や医師が見つからないという声が頻回に聞かれている。当事者を抱えている親世代からは，親亡き後の高次脳機能障害者の生活の場および介護者の存在について，絶え間なく，不安の声が聞かれている。

また，高次脳機能障害に対する地域の受け皿は不足しており，日中活動や生活場面で孤立感を感じている当事者が存在している。高次脳機能障害者への対応や支援について学べる場は少なく，障害特性に応じた現場対応を身につけている支援者が少ない現状がある。さらには，高次脳機能障害が原因で軽犯罪等を累積しているケースも確認されている。

これらの課題を解決すべく，当会はこれからも，「高次脳機能障害のある方に対する理解を有した社会の実現」に向けて，全国各地の仲間たちと手を取り合いながら課題解決に向けた活動に尽力していく。

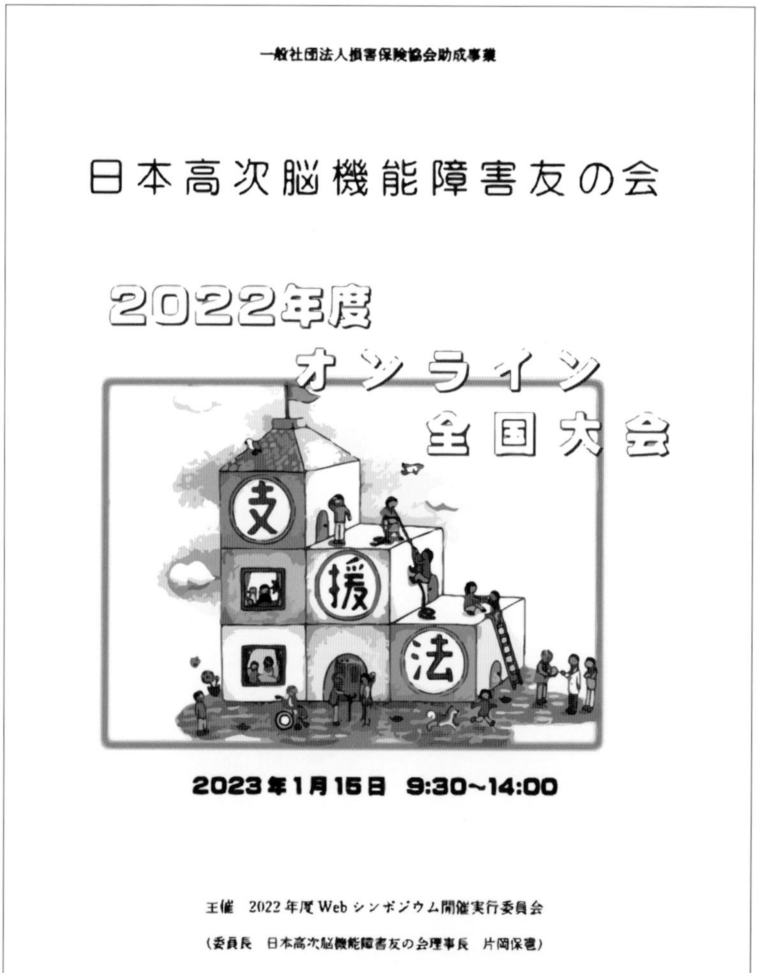

一般社団法人損害保険協会助成事業

日本高次脳機能障害友の会

2022年度 オンライン 全国大会

支援法

2023年1月15日　9:30〜14:00

主催　2022年度Webシンポジウム開催実行委員会

（委員長　日本高次脳機能障害者友の会理事長　片岡保憲）

図15　日本高次脳機能障害友の会：全国大会のお知らせ

E 東京高次脳機能障害協議会

- **正式名称**：特定非営利活動法人　東京高次脳機能障害協議会（TKK）
- **理事長**：今井雅子
  　顧　問：渡邉　修，長谷川幹
- **連絡先**：〒158-0083 東京都世田谷区奥沢7-15-6（今井方）
  TEL080-5773-2396
  E-mail　innfo@brain-tkk.com

設立の経緯と目的（設立年）

・2000年前後から東京都でもいくつかの家族会が設立されてきた。まだ高次脳機能障害を医療・福祉関係者も知らないという状況の中，各々学習会や研修会で学び，国や都に要望していたが，この障害が置かれている現状を変えていくには，任意団体が個別に行政等に働きかけていくことに限界を感じはじめていた。

・2002年，この現状を打破したいと東京都の家族会6団体が話し合いを始めた。

・2003年6月に「東京高次脳機能障害協議会（TKK）」を結成した。

・2006年には「地域支援ハンドブック」の作成に参画，ニーズ調査，翌年の実態調査にも参画した。この実態調査における人数等は状況が変わってきている現在，再調査を訴えているが実現に至らず，現在でも当事者人数として活用されている。

・2007年12月26日，特定非営利活動法人東京高次脳機能障害協議会（略称TKK）となり，新たなスタートを切った。

　さまざまな原因による脳損傷で高次脳機能障害をもった者に対して，保健，医療または福祉の充実を図り，生活支援と社会参加を促進するための事業，並びに一般社会に対しても高次脳機能障害についての正しい知識の普及，情報提供により理解と支援を広める事業を行う。そして高次脳機能障害者およびその家族の人権と尊厳を守り，安心して生活できる社会の実現に寄与することを目的とする。

- **運営方針**：東京都で活動している家族会，事業所，支援団体等の加盟団体との連携のうえで，目的を達成するため，次に掲げる活動を行う。

・医療・福祉・行政の各機関に対する要望・提言を「予算要望書」にまとめ，東京都および都議会の各政党・会派に提出し，施策の充実を目指す。

・当事者および家族，支援者を対象にリハビリテーションの内容と対応方法，それを支える制度を学ぶための啓発，社会教育事業を行う。

・リハビリ医と家族により「医療および家族相談会」を開催する。

・障害者支援を目的とする団体および関係者との情報交換およびネットワークの構築のために協力・参加する。

・高次脳機能障害についての調査・研究および情報収集・情報提供を行う。

- **概要**：正会員（個人）と準会員（個人および

団体），賛助会員（個人および団体）によって構成されている。

〔会員数〕　　正会員：35人
　　　　　　準会員：35（30団体＋5人）
　　　　　　賛助会員：3団体

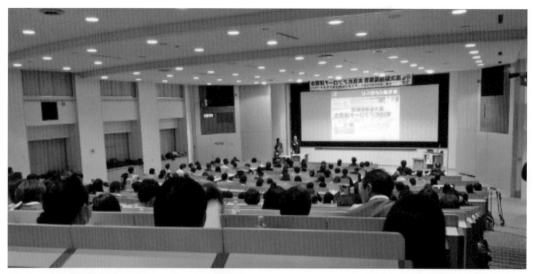

図16　高次脳機能障害実践的アプローチ講習会

●**活動**

・高次脳機能障害実践的アプローチ講習会　年2回（**図16**）

・医療および家族相談会　年10回程度

・メルマガ発行　年に4回

・加盟団体への訪問相談・交流会

●東京都への働きかけ：会員，加盟団体からの悩みや要望をまとめ，毎年東京都および都議会各会派へ予算要望書を提出している。

●入会の仕方：会員として入会しようとする人，団体は別に定める入会申込書により，理事長に申し込む。

●今後の展望：高次脳機能障害に対する理解と支援が拡がってきており，今ではネットを検索すれば情報が簡単に手に入るようになってきている。しかし当事者や家族の日々の生活の中では，まだまだ不自由なことがたくさんある。地域の中での居場所がなかったり，高次脳機能障害の診断書が書ける医師が少なかったり，東京都の中でも地域差がかなりある。また子どもの高次脳機能障害や女性や単身の当事者の支援など，新しい課題も出てきている。さらに常に言われている「介護者（親，配偶者他）亡き後」の大きな課題も含め，更なる活動が必要だと考える。これからもネットワーク構築を深め，安心して生活できる社会の実現を目指して，共に活動を続けていく。

ホーム

加盟団体

F　ハイリハキッズ

●ハイリハキッズのあゆみ

　ハイリハキッズは 2007 年 1 月 7 日に発足し，今年で 16 年目を迎えた。初代の代表は言語聴覚士の鈴木勉先生である。太田令子先生をはじめ多くの先生が会の発足に尽力くださり，2010 年から家族が役員を務め，運営を行っている。参加対象となる当事者の子供は小学生まで，現在会員数は 10 家族（世話人の OB 家族除く）である。2013 年に「ハイリハジュニア」が発足。同年，全国の小児の家族会の連絡会「キッズネットワーク」を組織し，当会が中核的な役割を担い，全国の仲間とともに宿泊イベントなどを行ってきた。また，家族会メンバーが他地域の家族会の発足や運営のお手伝いをし，2018 年は「ハイリハキッズ埼玉」，2022 年は東京の江戸川区で「高次脳機能障害の子どもと家族のピアサークル」が発足している。

　小児支援が向上し，受傷・発症して間もない家族の参加が増えている。退院時に診断がついているお子さんが多い。会の発足当初は医療専門職の先生が話し合いの進行を務め，それぞれの悩みや思いに応えてくださっていたが，最近は先輩家族が新しい家族の話を傾聴する，自身の経験を話す「ピア」の支え合いが見られるようになった。2019 年から 3 年間，助成金を獲得して年に一度「ピアサポーター養成研修会」を，全国の小児家族会のメンバーや支援者の先生とともに実施した。また，東京都で行っている教員向け研修会など，家族会メンバーが各地で講演する機会もいただけるようになった。

●活動内容

　定例会を奇数月の第 3 日曜に開催している。昨年から対面での活動を再開した。会場は主に

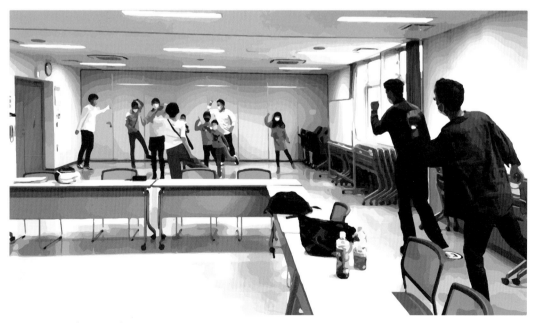

図 17　キッズタイムダンス

都内の区民館である。活動内容は「親の話し合い」と「キッズタイム」（保育活動）。キッズタイムにはきょうだいのお子さんの参加も可能，中学生になると保育ボランティアとして活動する場合が多い（**図17**）。父親の参加も増えた。家族全員で参加し続け，ほとんどの家族が小学校卒業とともにハイリハキッズを卒会する。長い間支え合ってきた家族同士，子どもの成長をわが子のことのように喜び，共に悩みながら親子でたくましく成長している。皆，かけがえのない大切な「仲間」である。

　医療専門職の先生をはじめ，OB家族や学生さんが会の活動を支えてくださっている。2023年の3月にこれまでの感謝の気持ちを込めて「ハイリハキッズ15周年感謝の会」を行った。メンバーからメッセージと写真を集め，動画を作成した。メッセージには「住んでいる場所も，状況も違うけれど同じ思いを抱えた仲間がいる

と思うと次の日も頑張れました」「泣いて笑い合った皆さんとの出会いに感謝しています」など，ハイリハキッズへの想いが寄せられた。

●「時間」と「仲間」が治療薬

　これは「ハイリハジュニア」代表の穴澤芳子さんの言葉である。家族会活動を通して，中途障害である高次脳機能障害の子どもの家族がわが子の障害を受容していく一番の早道は，「ピア」の支え合いであると思っている。お子さんが脳に障害を負って「以前の子どもに戻ってほしい…」と悩んでいる家族がいらしたら，ハイリハキッズを紹介してください。

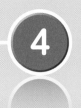

4 私の体験記

A ひとり娘のバージンロードを乗り越えて

- **年代・性別**　60歳代　男性
- **発症前の職業**　会社員
- **主疾患**　小脳出血，脳挫傷
- **障害の程度**　高次脳機能障害，運動失調，座位困難
- **現在の状態**　約6年かけて手押し車で歩行。要付き添い

2015年11月，私は都内の店に仕事で外国からの客人を迎え酒食を共にしていた。しかし，自宅に帰る自信がなくなり，近所のホテルを頼んだ。脳内出血とは思わず，上司も私も"悪酔い"と思っていたようである。

その晩，私は身障者になった。今も行政から身障者手帳をもらい暮らしている。その日から歩けなくなったことで，海外出張や国内近郊の出張も社外の人の来る会議もできなくなった。

リハビリ病院を退院後，当初は介護ベッドに座っておられず，片方に倒れる状態が続き，見ているものが回転して見えたりしていた。退院後の課題は，ひとり娘の結婚式に出ること。主治医の長谷川先生曰く，「式当日と同じ服を着て同じ靴をはいて，同じ場所を練習して」ということであった。妻が貸衣装屋で靴下から黒い礼装まで着せてくれ，式場も下見し，式担当者ともお会いし臨んだ。おかげで転ばずにすみ，

むせずにシャンパンも飲め，使命感からか，ゴホゴホせず食事をすべて食べることができた。この頃，病識というものはなく，元気に戻るのが当たり前，すべては克服できると思っていた。

私はずっと会社員だったので，会社へ戻るのは当たり前のことだと思っていた。仕事復帰に向けて，電動車椅子で会社に行く練習はとても情けない気持ちだったが，もっとしっかりしなきゃいけないと思っていた。もし，自分が働けないと，同じ症状の他の人たちも皆駄目だと言われる…。他人の可能性まで摘んでしまうので頑張らなければいけないと思っていた。

会社での同僚の会話は，主語がなくあいまいで理解することがとても難しかった。ビジネストークも早くて全然分からず，もしかして自分の問題なのかと気づき始めたが，分かるようになるまでじっと観察してじっと聞いて習熟していった。

できなくなったことを自分に納得させることはとても難しいことである。自分であきらめたら終わりだと思っている。

表面は歩けなくなっただけなのに，1人で勝手な思いつきで銀行に行ったり，買い物したり，ゴルフの練習もできなくなった。あと，私の介護をしてくれる人がいないと死んでしまうとい

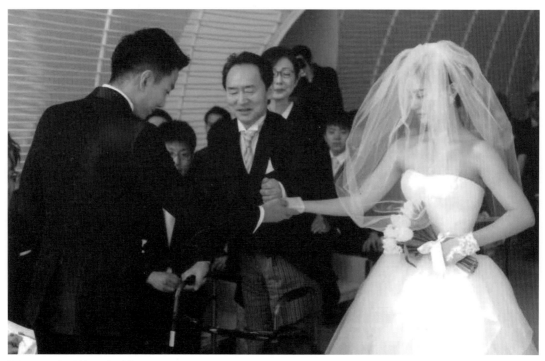

図18　ひとり娘のバージンロード

う恐怖もある。どうしようもない状態の私をあきらめずに応援してくださる方々のおかげで今があり，有難く思っている。日々，老化も感じつつあるが，今も向上心だけは失っていない。

・一番有難かったことは？

後で分かったことであるが，世田谷で医療と介護（トレーナー），通所が三者一体をなってフォローしてくださったことが思い出される。感謝している。

・一番つらかったことは？

会社へ行っても（どう扱っていいか分からなかったのだろうが），ていねいに大事に扱われるほど疎外感が大きくなったこと。

障害者の家族として

先日，介護生活8年目に入った。この間多くの方に支えていただき今の幸せがある。障害って本当に1人ひとり違う。夫が障害をもち，初めて知ったことである。人と比べないことが大切で，介護する側の心の平穏も何より大切だと思う。

夫は小脳出血であったが，接待中悪酔いしたと思われホテルに16時間放置となり，前頭葉，側頭葉も挫傷，血腫が大きく脳幹が傷ついており手術。なかなか回復に向かわず，気管切開に胃瘻で一生このままだろうと言われていた。絶望の中，長谷川医師を頼り，世田谷に転居しての在宅介護を決断。退院時は座位も取れず夜中に3～4回起きて尿を取っていた。半年後のひとり娘の結婚式で歩きたいと言った夫のために，皆さんがチームとなって支えてくださり，とうとう5mほどのバージンロードを歩いたことは大きな励みになった（図18）。

一番心がけたのは栄養管理で，8種類の薬をなるべく減らしてもらう方向でお願いし，補助食品も使い，毎日の栄養バランスを整えた。とにかく脳に刺激をと思い，1日に2～3回は車椅子を押して散歩。駅や公園，スタバでトイレのリハビリを続けた。夫は人に気を遣う性格だったので，職場の先輩後輩を招いて，何度も簡単なホームパーティをした。回を重ねるごと

に記憶を取り戻し，発話できるようになった気がする。

新幹線での富山旅行や飛行機での鹿児島旅行にも2人で挑戦し，倒れて2年後に本人の強い希望で短時間ながら電動車椅子で復職した。胃瘻や気管切開は取れていたが，まだ要介護4で駅員さんとの会話も通じず，半年間は付き添いが必要であった。

この間，私も腰痛や膝痛，急激な耳鳴りの悪化，眠れなくなり涙が止まらず情緒不安定になったり，夫と電車やバスに乗ると胸が苦しく息ができなくなるようなパニック障害を経験した。何が一番大変だったのか，自分でもなかなか言葉にできなかったが，尊敬していた夫が突然何もできなくなり，心底可哀そうな気持ちと，言葉が通じないのは相手の耳が悪いせいだと本気で言ったりする夫に，プライドを傷つけずどう話したら回復に向かうのかを毎日悩んでいたからではないかと思う。「歩けないだけで他は元通り」と本気で思っていた夫が，通勤や職場でどれだけ傷ついてくるかと毎日苦しかった。

その中で，一番うれしかったのは，週1回OTの先生が夫の心に寄り添ってよく話を聞いてくださったこと。私たち2人の心を支えてくださった。

おかげ様で今は仕事を終え，自分の家に戻り，新たに2人3脚で，1日1日を何とか楽しく暮らしている。

B ひきこもりの生活を救ってくれた「仲間」

- **年代・性別**　50歳代・男性
- **発症前の職業**　会社員
- **主疾患**　脳出血
- **障害の程度**　失語症，注意障害，右片麻痺，杖歩行可能
- **現在の状況**　就職

　私は，50歳男性，ガソリンスタンドの店長として勤務していた。2013年7月25日，左被殻出血を発症し，右片麻痺，失語症，注意障害が残った。現在，障害者雇用で一般就労して1年が過ぎる。

　当時，私は41歳であった。前の晩，ガソリンスタンドに勤務している人たちと深夜まで暑気払いをしていた。翌朝も早いため，私はガソリンスタンドの駐車場で寝ることにした。朝になり目を覚ましたが，その日は朝から調子が悪く，「これは二日酔いだな…」と思い，頭痛薬を飲んで仕事をしていた。そして，悪夢がおきたのである。午前中から頭が痛く，気がついたら病院だった。後から聞いた話だが，意識障害で倒れ，たまたまガソリンスタンドで給油していた救急車に乗り，救急搬送されたらしいのであった。

　そして，緊急搬送された病院から回復期リハビリ病院へ転院した。車椅子でしか動けず，うまく会話はできなかったが，病院は親切だから困ることは何もなかった。今，思い返すとたぶん，入院中は脳が正常ではなかった。悲しいとかうれしいとかの感情はなかった。まるで無気力なロボットのようだった。時が過ぎれば治ると思っていたため，回復期リハビリ病院での出来事は，あまり覚えていない。それどころか，仕事を休むことができ，少し楽ができると思っていた。しかし，退院が近づくにつれて，「あれ？

もう退院なのに，言葉は出ないし右手と右足が動かない！　治ってないのに退院？　おかしいなぁ」と思うようになった。

　退院後は，今までの生活が大きく変わった。この頃から，右手と右足を動かすことができないし，話すこともできないということがわかってきた。病院の外来リハビリと地域の通所施設に通いながら，これからの生活についての取り組みを始めた。最大の難関は，「仕事」だった。職場復帰の話もあったが，右片麻痺と失語症では周囲に迷惑をかけるばかりだと思い，職場復帰はしないと決めていた。そして職場復帰しなければ，これからの生活をどうしていこうか？と言われるようになった。でもそのときは，まだ夢の中にいたので，そんなことはまったく考えられなかった。

　1人で外出したある日，混雑しているバスで，麻痺している右手が女性の体に触れ，痴漢と誤解されてしまう出来事があった。自分の右手は感覚がなく触れたこと自体も気づかなかったため，女性から睨まれたときは，とても傷ついた。そして，痴漢と誤解されたときに「違う」と言えなかったため，もう二度と電車やバスには乗らないと思った。外出は近所の散歩だけで，引きこもりに近い生活をしていた。この頃から，少しずつお酒を飲み始めるようになった。また，「死にたい」と思う気持ちになり，自殺のサイトを見たり包丁を胸に当ててみたりした。

　引きこもりに近い生活から抜け出せたきっかけの1つめは，自分と同じような人との出会いだった。外来リハビリの帰り道の公園で一服していると，そこに自分と同じような人がいた。その人には，たくさんのことを教えてもらった。電車とバスと繁華街では，装具をわざと見せろ

と言われた。その人と話をするようになり，少しずつやる気が出てきて，喫茶店に入ることにもチャレンジしてみた。意外とうまくマスターと話ができた。そして居酒屋にも行ってみたが，生ビールとウーロンハイがうまく言えず，外国人のようにメニューを見て，指さしで注文するしかなかった。いつか自分の口でウーロンハイを注文できるようにしたいと思い，言語リハビリを一生懸命取り組んだ。

　しばらくして，最大の転機となることが起きた。それは，私が脳出血を発症したとき，週に何度もお見舞いに来てくれた上司が，くも膜下出血で倒れてしまった。私は，この上司に長年お世話になってきたから，何をすればよいか考えているうちに，「考える」という力が戻ってきた。自分にできることは上司が入院している病院に毎日行き，上司と毎日話すことが自分の使命だと思った。自分に生きる目標ができた。あれほど嫌だった電車やバスにも乗れるようになった。お見舞いには，お土産を持って行くため，いろいろなお店に行くようになり，店員と話すことで言語のリハビリにもなっていた。たくさん歩くため，右足のリハビリにもなっていた。そしてお見舞いに行ったとき，職場の知り合いに会っても話せない自分が嫌で，言葉のリハビリにもっと気合を入れるようになった。とにかく必死だった。このことが，自分にとって大きな人生の分岐点になったのである。

　そして，高次脳機能障害の当事者会に誘われて参加した。自分は障害者ではないと思っていたため，初めは抵抗があった。しかし当事者会でさまざまな障害がある人と出会い，自分のことを話したり相手の話を聞いたりすることで，障害がある自分を受け入れられるようになってきた。障害を前向きに考える人が多く，マイナス思考よりもプラス思考で生きていこうと思うようになった。病気になり，ハートに余裕ができた。当事者会は，自分自身を見つめ直す機会でもあり，何といっても一番は「仲間」ができたことが自分自身にとってよかった。仲間とと

もに，さまざまな研修会などにも出かけた。そこで，出会ったのが長谷川先生である。長谷川先生の「主体的」という言葉が，私の心に響いた。長谷川先生との出会いから，主体的に自分自身で考え，取り組むようにしてきた。その結果，得られた成果は喜びが大きく，自信やモチベーションにつながるものになった。

　それから現在，障害がある自分は，仕事をする自信はなかったが，発症から7年，引きこもりから5年が経過し，私を取り巻くさまざまなサポートにより，もう一度，仕事をやってみようという気持ちになることができた。病気になり自分自身，変わることができた。そして，新しい自分との付き合い方を知ることが出来た。家族と仲間が集まり，あきらめない気持ちで就職に挑戦した。そして皆のおかげで就職することができた。「暇だ・死にたい」と言っていた時期が嘘のように，充実した日々を過ごしている。人は「つながり」が大切であると知った。人生100年，折返し地点の50歳で，新しい人生と社会復帰の第一歩を踏み出すことができたのである。

サポーターからパートナーになって

　高次脳機能障害の相談支援に関わっていたとき，通所生活リハビリ事業に，齋藤聡さんが利用を始めたときから私たちの関係は始まった。

　2014年4月から送迎バスで通い始めた齋藤さんと，公共交通機関の利用について一緒に練習した。杖を持っている左手だけで小銭を出すのが大変そうだったため，ICカードの購入を勧めたら，1人でどこにでも行けるようになった。外出が楽しくなった頃，痴漢と誤解される事件が起きた。この一件で，「俺はいつ死んでもいい。人生50年と思っていたから，死ぬのが少し早まるだけ」と，いつも言っていた。この頃，2020年東京オリンピック開催が決まり，「東京オリンピックまでは生きよう」を合言葉に，外来STとケアマネと情報共有しながら見

守る日々が続いた。生活リハビリが終了し，外出は外来リハビリだけとなり，このまま，在宅生活にならないように，あの手この手と用意した。だが，なかなか最初の一歩を踏み出せなかった。私たち支援者は相談し，関わりすぎは良くないと考え，少し距離を置くことにした。

そんなある日，齋藤さんにとって，上司のくも膜下出血発症が，大きな分岐点となった。同じタイミングで当事者会立ち上げの動きがあり，参加してみないかと声をかけ，仲間に加わることになった。当事者会終了後は，必ずと言ってよいほど，近くのファミレスでお酒を飲み交わした。自分の障害を笑いながら話す仲間と出会い，齋藤さんに笑顔が戻った。

初めての体験談発表では，齋藤さんから話を聞き，私が原稿を作った。言いやすい言葉と短めの文章にして，何度も練習した。話しやすい方法を，外来STからアドバイスしてもらった。体験談発表が大盛況に終わり，多くの方に讃えられたことが自信につながった。それから，齋藤さんが登壇する際には必ず，原稿やスライドを一緒に作るようになった。スマートフォンの音声入力を使い文字化し，自分で原稿を書けるようになったが，助詞の使い方や文章の構成な

どは一緒に相談した。原稿やスライド作成終了後は，毎回2人で飲みに行った。飲みに行っては，たわいもない話を延々とし，いつの間にか，飲み友達になっていた。

それから，登壇以外でもさまざまな活動を共に行い，共に行動してきた結果，多くの人と出会い，ネットワークが広がっていくメリットを実感した。一緒にいる時間が多くなり，頼み事など，お互い気兼ねなくできるようになった。いつの間にか，サポーターからパートナーへと役割が変わっていた。

今，齋藤さんとの9年を振り返ると，出会った頃の私は，支援者として理想と思われるレールに乗せようとしていた。40代で年齢が若かったため，「就労」へと半ば強引にアプローチしていた。しかし，齋藤さんに必要だったのは伴走者（伴歩者）であった。そっと見守りながら，背中を押すタイミングを待つことを教えてもらった。

私は，人との出会い，つながりが人生を豊かなものにしてくれると実感している。齋藤さんとの出会い，また，杉並高次脳機能障害家族会クローバーの仲間たちとの出会い，私にとっては最強の宝物である。

C 発症して一番つらかったこと，今一番楽しいこと

- **年代・性別**　20歳代・男性
- **発症前の職業**　大学生
- **主疾患**　脳動静脈奇形
- **障害の程度**　高次脳機能障害，右片麻痺
  身体障害者手帳2級，精神障
  害者手帳2級
- **現在の状況**　現在7年経過。水頭症，てん
  かん発作あるため服薬が欠か
  せず，強い眠気によりB型作
  業所週3日，10〜16時勤
  務

2015年12月1日，脳動静脈奇形からの脳出血を起こして入院。その後摘出を勧められて，2016年3月に塞栓術と摘出術を受け（執刀医より，ゴールデンウィーク明けには大学に戻れると聞いていた），成功したと思った3日後に再出血し，約4カ月の間意識は無く，腎不全，敗血症，髄膜炎，水頭症も併発し，目覚めた時は気管切開の為声はでず，水も飲めず，何よりも右手足が動かなかった。

声を失ったため，声をあげて泣く事も出来ず，ただ目と口だけで泣いていた。家族の前では泣かなかったけれど，看護師さんは泣いていることを知っていたと思う。

それからも高次脳機能障害で，失語症も記憶も計算も読み書きも出来ない，辛い事は沢山あった。

でも右手足が動かない事を知った時が一番辛かった。

手術した急性期病院から回復期リハビリテーション病院に転院時は，気管カニューレ挿入され経管栄養，車椅子使用。それからリハビリの毎日。右利きだったが，左手で箸を持ち，ペンを持つ練習。大学も中退，免許も返納。当たり

前にできたことができなかった。頑張って車椅子生活からは脱却し，装具で何とか歩けるようになった。6カ月後，リハビリテーション病院退院時は右片麻痺で左手で杖使用，下肢装具で歩行可能。重度の高次脳機能障害（失語症，記憶障害，遂行機能障害など）ありだが，簡単な会話が可能。走るのは速かったし，自転車も大好きだったが，あの爽快感はもう二度と味わうこと，が出来ないのだと諦め始めていた。

そんな頃，ダーツに出会った。今1番楽しい事は，ダーツをすること。

ダーツは大学生の時に友達に誘われて遊んだことがあり，面白いと思ったけど，その頃は友達とビリヤードとかボーリングも楽しかったし，父親とその仲間たちで，テニスやスキー，バトミントンをやってたのと，友だちがさほどだったため，一旦ダーツは置いておいた。

障害者となって，右手足を失って，スポーツは以前のようには無理なんだと思った時に，ふと，「ダーツならば左手だけでできるのでは？」と思った。

やってみると，その通り，左手だけでできた！

他のスポーツは上手くできなかったので，本当に嬉しかった。もちろん，最初は右手のようにはできなかったが，徐々に左手でもダーツを飛ばせて，3本すべてが的に当たるようになり，最近は数字を狙えるようになってきた（**図19**）。301というゲームも最初は101。それから201とできるようになり，今は301で周りのダーツ仲間と同じ土俵で戦えるようになった。昨年，アンダー40の試合（とても小規模だったが）に出場して，敢闘賞をいただき，とても嬉しかったとともに，生きる張り合いができた。

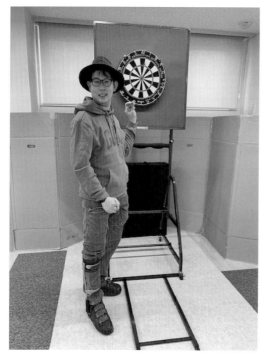

図19　ダーツは充実した時間

受傷した一人息子との日々を振り返って

母

　切迫流産で入院して，出産までドキドキで生まれた拓海。海のように広い心で，皆に愛されながら，自分の人生を切り拓いて生きてほしいと名づけた。

　願った通り心の広い，穏やかな海のような自慢の一人息子に成長。中学受験を経て，大学まではテニス，スキー，ゴルフとスポーツも大好きで，勉強も頑張ってシステム理工学部でパソコンが得意。大手企業に内定も決まり，私も第二の人生を生きようと，仕事を辞めて間もなく，脳の病気が判明。

　不安な日々のなか，突然の出血。病院，医師を必死に探して，日本一！と自他共に認める名医に手術を依頼。手術が成功した翌々日には目覚めて話もできて，手足も動いて，明るい未来しか見えなかったその3日後，いきなりの再出血。

　頭蓋骨は開いたまま，意識ないままその4日後には急性腎不全，敗血症，髄膜炎と感染し，

沢山のチューブに繋がれ，異常な音が鳴り響くなか，ベッドの周りには人工透析の血液がぐるぐる周り，医師や看護師が入れ替わり立ち替わり取り囲んでいた。死が目前に近づいているのを，何もわからない私でも感じたあの夜が，人生で一番辛い日の始まり。

　一命は取り留めたが，4カ月間目覚めず，毎日病院に泊まって付き添って，今日目覚めるか，明日目覚めるか，もう意識は戻らないかもと看護師に告げられた時は目の前が真っ暗になった。

　頭蓋骨が戻った後に，目覚めた時の喜びは，神様は勿論，すべての人に物に感謝した（本人はこの時から右手足が動かず，一番辛い時期が始まる）。

　私は出産してもずっと仕事をしていて，拓海は我儘も言わず，あまり手がかからず，素直に育ってくれた。

　旅行が趣味なので，毎年3～4回長く休みが取れる時に国内外に旅行するのを楽しみにしていてくれたが，本当はもっと自分を見ていてほしい時もあったかもしれない。

　私を選んで生まれてきてくれた拓海。ちゃんと見守って育てたつもりだったが，不足だったのか，子育てをもっとちゃんとしなさいと，言われているのか？障害を負った拓海を一人立ちさせるのが，私の第二の人生の目標となった。

　普通の生活が始まると，右片麻痺と高次脳機能障害を負った本人は一番辛いが，介護する家族も辛い。

　障害を受け止めるまでも時間がかかった（息子の方が早かったかも）。

　私たちは私たちに関わってくださった沢山の優しい人々に出会ったが，無関心な人や冷たい人，冷たい行政などにも直面。感謝の気持ち以外に，怒りも沢山持つことに。さらに，今まで経験のない生活に一生懸命生きている中で，突然のてんかん発作が起きて，また病気に怯える日々の復活。

　思い描いた楽しい第二の人生とは，真逆だが，

その人生を，避けたところで何も良いことはないので，今は拓海の障害が少しでも良くなること，本人が幸せを感じることを増やしてあげること，本人の意志を尊重し応援することを心に決めて毎日を生きている。

そして笑顔を保つためにも，たった一度の人生，自分自身の幸せも忘れずに，（今出来る範囲で）やりたいことをやることも心がけている。

今一番楽しいのは，昨年春から始めた息子と夫と三人でダーツをすること。もとはリハビリ目的だったが，とても楽しく，障害者ダーツ大会に出場させて，賞をいただくのが夢のひとつとなった。

さらに脳出血した時に予約していてキャンセルとなったイタリア旅行に三人で行くことも叶えたい夢のひとつで，毎日のリハビリの励みとなっている。

今回体験談を書かせていただき，皆様の何かのお役に立てることがお伝えできるか？と考えました。障害は千差万別なので，行政もこちらから尋ねないと動いてもらえないことも多く，悪用されないためか物凄くいろいろな書類を作られる。情報も自分でいろいろ調べないともらえない。家族のいない当事者だったら，と思うとぞっとする。家族もいっぱいいっぱいだと思う。なので，1人で，家族だけで頑張らないで，障害を恥ずかしがらずに，声を上げてほしい。仲間をつくってほしい。本人はもちろん，支える家族もとても辛い。仲間がいて相談できることがとても重要だと感じている。家族会は沢山の情報と元気を与えてくれるはず。皆で助け合って，楽しくいきましょう!!

D　情報による選択と人的つながり

- **年代・性別**　60歳代・男性
- **発症前の職業**　会社員
- **主疾患**　脳出血
- **障害の程度**　左片麻痺
- **現在の状況**　復職

　体験を振り返り「回復期病院の選択」と「医療者等の姿勢」によって，「考え方の変化」に結びつき，前向きな気持ちにさせてくれたことが助けになったと考えている。

納得のいく選択のための情報入手とその後の人的つながり

　私の場合，十数年前に会社員で任務を負う時期に不調を覚え，病院での診療で脳出血が発覚し即日入院となった。退院に向けて脳血管異常の有無を確認するためのカテーテル検査を受けた翌日，突如，左片麻痺が出現し障害を抱えるようになった。

　急性期から亜急性期までの入院については，知識もなく医師らの指導に頼ることで選択の余裕もなかった（**図20**）。1カ月弱が経過した入院中に「6カ月の壁」があること，当時は回復期病院への転院は発症後2カ月以内に限られる等の情報が親しい友人から知らされた。そのような情報を入院機関からでなく外部から知らされたことで，自らも情報収集に努め，主体的に選択する必要を感じるようになった。最終的に回復期病院への転院を限られた時間の中で希望・選択した。助けになったのは，こうした選択における大切な情報とその後の人とのつながりと思える。

　選択した回復期病院は国内でも評判が高く，先進的な治療を提供する医療機関であった。実際に基本的な療法に加え，回復状況に応じて電気刺激や磁気刺激などの新たな技術を用いた治療も受けた。「ここで回復がままならないのであれば，それ以上は望めない」と覚悟してリハビリに専念することができた。何よりも，患者を救おうとする医師自らの臨床実践の姿勢は，現場に浸透しており，患者に寄り添う対応は，大きな励みになった。しかしながら標準的算定日数の6カ月が経過しても，現実は過酷で，手指は動くことはなかった。退院して，もうこれ以上の回復は難しいとの見切りをつけるためにも，先端治療を受けたいとの思いから，某医療機関の治療を受けた。結果的に随意で握った物が離せるようになり，精神的にも大きく救われた。離せるようになったそれだけだが，手に対する自己所有感が芽生え，喜びがこみ上げたことを覚えている。こうした経験から「情報と選択の大切さ」と同時に，より良い「治療向上に挑み続ける医療関係者の存在」が支えとなっていった。自身のリハビリテーション選択を起点とする人的つながりで多職種の人々から背中を押してもらった。

どんどん変わる環境の中で自身も変わらなければ

　世の中は困り事などの生活ニーズに応じて，さまざまなサービスや支援，技術が変わり続けている。そこで実現したいことがあるのなら，変わり続ける環境の中から適切な情報を得て，自身の行動様式も適応し続けることで，その実現の可能性をより拡げられるのではないかと考え方が変わったことも助かった一因だ。それはリハビリテーション関係者，当事者・家族など

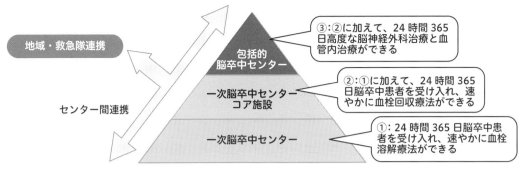

③：②に加えて、24 時間 365 日高度な脳神経外科治療と血管内治療ができる

②：①に加えて、24 時間 365 日脳卒中患者を受け入れ、速やかに血栓回収療法ができる

①：24 時間 365 日脳卒中患者を受け入れ、速やかに血栓溶解療法ができる

図20　脳卒中急性期治療の体制
（後藤　博：地域格差を認識し専門医療へのルート確保を．第一生命経済研究所，2021.4 より）

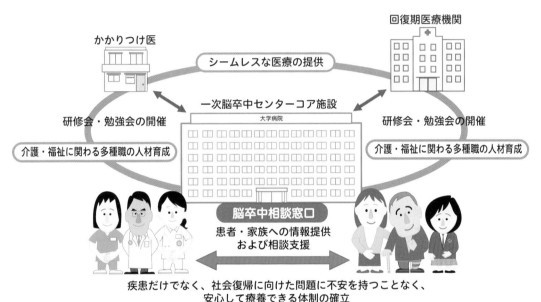

図21　循環器病総合支援センターモデル事業イメージ
（厚生労働省第 7 回循環器病対策推進協議会．2022.3 より）

の交流，職場の支援，大学などでの学び直しを通じての変化である。必要な情報を得るには個人単独では限界がある。身近な専門家や相談などを通じて選択に必要となる情報にアクセスできる機会は増える。しかし現実は情報入手が容易ではなく，しかも自身にとって有効な選択となるのかの見極めは難しい。こうしたことから相談は単発で終わることなく継続した対応が求められることが多かった。例えば，リハビリテーションの継続をはじめ，装具の申請，障害者認定，介護サービス申請などだ。相談により得られる情報と選択，利活用までの一定のプロセスがある。それを円滑にするための関係者への働きかけ・情報発信などが賛同の輪を拡げることになったことも，活力の助けになった。

　そのようなことから，微力ながらその相談体制の充実に向けた関係者への働きかけにも関与させていただくようになった。脳卒中については現在，循環器病総合支援センターモデル事業が展開されている（**図21**）。そこでの支援ノウ

ハウの蓄積と普及により，相談体制の充実・整備が期待されるためである。

家族の意見：疑問解消に役立った第三者情報（Web情報）──知識不足と相談時間がとれないから

　予想外なことが次々に起こった。まず担当医師から「（脳出血だったけれど）後遺症がなくて良かったですね」と告げられた数日後，今度は脳梗塞を発症してしまったことだ。担当医からは今後の治療等の説明後「脳卒中の別の患者さんはリハビリして2週間でスタスタ歩けるようになりましたよ」と告げられた。このときは「リハビリをすれば回復するんだ」と私も思っていた。それから転院の必要も告げられ，急性期と回復期に期限があることを知った。実際は転院後のリハビリで何とか歩けるようにはなっても，手は物を握っても離すことはできない状態であり，「このままで復職はできるのか？」と私も不安な気持ちになった。そのほかに予想外なことは，いろいろな手続きが必要であったことだ。転院や会社への必要な申請，保険の請求などさまざまであった。退院してからも，障害者手帳の申請や，介護保険，障害者年金の申請などもそうであった。必要書類も担当窓口もさまざまであり，必要な支援を得るための負担は少なくなかった。身近で時間にとらわれず相談ができる，客観的な助言の得られる相談窓口・包括的な情報サイトなどが利用しやすくなればと願う。予想外にも慌てることなく，より安心して対応できるのではないかと思う。

E 夫婦二人三脚で希望の懸け橋

- **年代・性別**　50歳代・男性
- **発症前の職業**　鮨職人
- **主疾患**　脳出血
- **障害の程度**　左半側空間無視，左片麻痺，歩行は可能
- **現在の状況**　右手の鮨職人

　1964年世田谷で生まれ育った鮨職人。2006年2月10日朝，市場へ仕入れに行きお昼の営業を終えた後，仮眠を取り目が覚め起き上がろうとしたとき，左側が動かなかった。妻に救急車を呼んでくれと頼んだところまでは覚えていたが，その後だんだんと意識が消えていった。救急病院へ搬送され診断の結果，脳出血だった。目が覚めたときには，左半身麻痺，高次脳機能障害の左半側空間無視および重度の感覚麻痺が残った。

　私が倒れた当初，両親はもう暖簾を下ろすしかないと思い詰めたが，お客様から父に「あなたができる間だけでも続けていけばいいのだから，せっかくの暖簾を下ろさないで」と励まされ，現役復帰を決めた。

　救急病院では歩くことはもちろん起き上がることもできず，ほとんど救急病院での記憶が残っていない。

　1カ月半経ってようやく車椅子に乗り，介護タクシーでリハビリテーション病院に転院し，いよいよ社会復帰と元の生活をするための集中リハビリ訓練のスタート。始めは立ち上がりの練習や洋服やパジャマの着替え，紙に数字がバラバラに書いてあるのを線で追っていくものや，積み木を組み立てたり，まるで幼稚園児がするようなことをして時間を計られ，それに腹が立ったり，着替えに30～40分もかかり大変苦労したが，毎日続けている訓練でいつの間にか着替えができたり，数字や積み木も短い時間でできるようになった。

　次の目標として「トイレが立って小便がしたい」と思い，訓練時間以外に自主トレーニングで立ち上がりやズボンの上げ下げの練習をした。

　入院して2カ月した頃，4点杖とスタッフに支えられながらの歩行訓練で，少しずつ歩けるようになっている自分に喜びを感じた。

　そして，2週間後に杖と短下肢装具で退院し，約4カ月ぶりの住み慣れた家に帰れると思うとうれしくなった。退院後はともかく歩くことが大事だと思い，家の周りを歩き，時には4キロくらい歩いた。退院3日後，妻に魚市場へ行きたいと言ったところ，「危ないから」とものすごく反対されたが，自分が元気になった姿を見せたいと言い，妻の運転で市場へ。

　ところが，日を追うごとに，店に参加しても自分のできる仕事がない，電話注文を受けても台帳に書けない，倒れる前に容易にできていたことができなくなっている自分に情けなくなり，イライラして家族にぶつけていた。そのうち店にもいられなくなり，外来リハビリも休みがちになり，何もしたくなくなり，しまいには包丁で「俺を殺してくれ」家族に言い暴れた。

　妻が心配して，往診の先生に相談したら，幸い利き腕の右手が使えたので，先生に「右手を使って何かできることを一緒に考えよう」と宿題を出され，妻に相談したら，「ちらし鮨なら作れるじゃないの」と言われ，家族の協力のもと，ちらし鮨に挑戦した。しかし，いざ作ってみると，高次脳機能障害の半側空間無視の症状で，具が右側に偏ってしまい，これではお客様に提供できないと悩んでいたら，妻が「訪問の

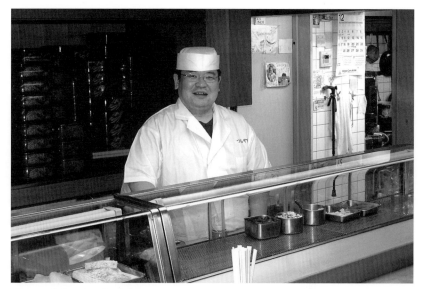

図22　発症から2年半後

先生に相談してみたら」と言ったのですぐに電話をかけた。先生から「左に体を向けて作ってみたらどうですか」とアドバイスをもらい，猛練習して退院後2年経った頃，ちらし鮨をお客様に提供できるようになった（**図22**）。このときの喜びと感動は言葉では表せぬ一筋の希望の光だ。

　ちらし鮨が作れるようになると気持ちも自然と前向きになっていて，次は巻き寿司，魚の三枚おろし，仕上げは握り寿司。握りは自分でも納得いかないと提供できないと練習に練習を重ね，約1年2ヵ月経った頃，親しいお客様にも食べたいただき，現在は巻き物や握り寿司も提供できるようになった。

　自立への初めの一歩はさすがに勇気のいることだが，今まで私に携わっていただいた方々，家族，親戚の手助けや助言があったから今の自分があるのだと思う。この感謝を忘れずに後ろを振り返らず，前向きに生きていくことです。

二人三脚で

　2000年に結婚して3年目に両親から店を任され，それから3年後の働き盛りのある日，休憩していた夫が横になって動けなくなり，救急車が来たときは意識がなかった。しばらくして，医師から「脳出血です，左側に後遺症が残ります」と言われた。

　私はただ唖然として，その後の医師の説明が耳に入らなかった。ただ生きていてくれたらいい，必ず良くなる，と信じ毎日病室に通った。両親は一時店を閉めようと考えていたが，常連のお客様の声を支えに1ヵ月後に両親と私で店を再開した。

　1ヵ月半治療の後，リハビリ病院へ転院し，約3ヵ月間休みなくリハビリを頑張り，1本杖で退院した。夫および私も補助具が必要でも歩行ができ，会話にも支障がなかったので，退院3日後には私の反対を押し切り市場へ出かけ，週1回のリハビリに通い，順調に仕事復帰できると思っていた。

　しかし，退院してから半年後，日々の生活の中で夫はいろいろな壁にぶつかり自信喪失し，外来リハビリにも行かなくなり，うつになり，しまいには自殺行為に陥り，私の人生の中でどうしたらいいのかパニックになっていた。当時，訪問リハビリを受けていたので，往診の先生に相談したら「放っておきなさい。周りがいろい

ろ言うと本人は余計につらくなるから前向きに
なるまで待ちなさい」と。

　今思い起こせば，夫がこういうことになった
のも私にも原因があった。それは，私自身が完
全に夫が元どおりに戻ると思っていた。いろい
ろな大学病院のリハビリ療法をいろいろな方々
の紹介やネットで調べては夫を連れて受診さ
せ，数回行くうちに夫が「もう行きたくない」
と言い出し，そのたび口喧嘩し主人を追い込ん
でしまっていることにも気づかず，ただ私の気
持ちの焦りで連れて行っていたことに。

　待つことを先生に助言され，その間私は自分
の時間をもつようにしたが，どこかでどうした
らいいのか考えている自分がいた。

　約半年後，見守りにより少しずつ落ち着きを
取り戻していき，あるとき訪問リハの先生から
「店の仕事で何かできることを見つけては」と
宿題を出され，ちらし鮨なら盛り付けができる
かもしれないと提案したら，さっそく挑戦した

が，高次脳機能障害の半側空間無視が邪魔をし
て落ち込む夫に訪問の先生が「左側に注意を向
けて作ってみたらどうですか？」とアドバイス
され，退院2年後，お客様にちらし鮨が提供で
きるようになり，私もうれしかった。

　夫がちらし鮨を作れようになると，ほかにで
きることが夫の中でどんどん湧いてきて，知ら
ず知らずのうちに私の荷物が軽くなっているよ
うな気がした。このとき「もう治すことは考え
るのはやめよう，このままでいこう」と決めた。

　病に倒れ，中途障害になった夫をもって初め
は生活が180度変わってしまうと思ったが，先
生方や家族のアドバイスで夫が主体的に行動を
起こし，それができたことの喜びや自信がつく
ことで，何かをしようとする意欲や姿勢を十分
に見守り，認めていくことが必要だと思った。

　これからも私自身，前向きに夫を支えていき
たいと思う。

F NPOを立ち上げるなど充実した人生

- **年代・性別**　　50歳代・男性
- **発症前の職業**　公務員
- **主疾患**　　　　多発性脳梗塞
- **障害の程度**　　易疲労　復職するが,「易疲労」が強く仕事が続かない
- **現在の状態**　　NPO法人の理事長

　私は46歳の時に脳梗塞になった。

　私の脳梗塞の症状は軽く, 2週間の急性期リハビリテーションのみで退院, 1カ月後には職場復帰した。

　復帰初日。職場へは車で15分ほど。いつものように運転して到着。車から降りようとしたが, 身体が動かない。運転しただけで脳と身体が激しく疲労して, 身動きできなくなったのである。

　次の日も同じ。そんな状態が1週間続き, 仕事は休職することにした。

　私の後遺症は, 脳卒中に多くみられる片麻痺は軽く, ろれつが回らない構音障害もほとんど残らなかったが,「易疲労」が深刻であった。

　たとえば脳の疲労。子供の頃から読書が好きなのだが, 脳卒中になってからは, 本を1ページ読むと集中力が途切れ, 文字を目で追えなくなり, いつの間にか眠ってしまう。朝, 起きて顔を洗い, 歯を磨く。それだけで身体は重い疲労感に包まれ, 横になって休むしかない。

　私の場合, 片麻痺は軽度で, 見た目はほとんど脳梗塞の後遺症はない。それなのに「つらいつらい」とゴロゴロして働こうとしない私と妻との間では, 喧嘩が絶えなかった。

　片麻痺が軽度なので, 障害者認定は年金が支給されない4級。でも, 身体がしんどく, 仕事には行けない。家族に後遺症の苦しさを理解されない。私は自暴自棄になっていった。子供た

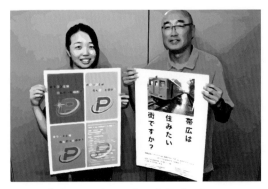

図23　「ポラリスカフェ」の宣伝ポスター

ちが登校して妻が仕事に出かけると, コンビニへ行き酒を買って飲む。そうやって不安を紛らわせる日々。以後, 4年間で脳梗塞を3回再発。精神的にもダメージが大きく, 私は家に引きこもりがちになった。

　4回目の再発。私の年齢が若く, 後遺症も深刻ではないからなのか, 担当のリハビリスタッフは若い人ばかりであった。毎日, 彼らとリハビリをしながらいろいろと話しているうちに, 私の心は軽くなり, 気持ちは前向きに変わっていった。そして, 病室でスマホをいじって, 脳梗塞関連の本を検索してはAmazonで注文して読み漁った。

　わかってきたことは, 私と同じように40代で脳梗塞になる人が少なからずいること。子育て, 仕事, と人生が充実している時期に病に襲われて苦しんでいる人がたくさんいること。そして患者会というものがあり, そうした人たちの救いになっているということ。

　私が暮らしている地域には脳卒中の患者会がない。それなら作ってしまおう。

　ということで, 退院後すぐに「NPO法人みんなのポラリス」を立ち上げた。

「水口さんはすごい」「他の障害者とは違う」。そういうことをよく言われる。「障害受容」という，医療従事者が好んで使う便利な語句がある。自分の障害を受け入れて，前向きな気持ちになる，くらいの意味である。「水口さんは障害受容ができているから，もう大丈夫」みたいに使われることが多い。

人は，そんなに単純ではないよね。

NPO を設立して理事長として飛び回る今も，常に体調は低空飛行。1 日働くと 2 日寝込む状態である。私の収入は NPO 法人の役員報酬，月に 5 千円だけ。そういう状況で，妻は 2 人の子供を育てて，大学を卒業させてくれた。

脳梗塞は恐ろしい病気である。周到な準備をして闘わないと，本人と家族の人生は破壊される。私は症状が軽かったので，この病気を甘く考えてしまった。妻がいなければ私はどうなっていたか。考えたくもない。

ところで，活動のメインは，脳卒中当事者，家族が集まってお喋りする「ポラリスカフェ」である（図 23）。ここにはさまざまな人が集まる。私は専門家ではないので，どうしていいのかわからないこともいろいろある。

たとえば，失語症の人への対応。

同じ頃，この本をまとめている日本脳損傷者ケアリング・コミュニティ学会理事長で，リハビリ医の長谷川幹氏と出会った。長谷川氏に「失語症の方がカフェに来てくれますが，どうしていいのか戸惑っています」と相談したところ，氏は「カフェに参加してるんでしょう？それなら大丈夫。その人はすぐに話せるようになるよ」と笑って答えた。

1 年後，継続してカフェに参加してくれていた，失語症の人はカフェの司会を務めるほど饒舌になっていた。

脳卒中になった人は，医師やリハビリスタッフに「元に戻りますか？」と聞くことが多いかもしれない。答えは決まって「戻りません」でしょう。今の医療では，脳卒中で失われた身体の機能が元どおりになることはないからです。

私が脳梗塞になって 10 年が経った。病気になる前と比べてどうか？
身体は麻痺したまま，体力も病気の前とは比べられないくらい低下した。

だけど，脳梗塞になってから私の世界は変わり，大きく広がった。脳梗塞になって，それまで経験をしたことのない素晴らしい体験をたくさんしている。

身体は元どおりになっていないが，もしかしたら今の方が，私の人生は充実しているかもしれない。

Ｇ　泳げたことが自信につながる

- **年代・性別**　　　60歳代，男性
- **発症前の職業**　東証上場会社社外監査役
- **主疾患**　　　　　左被殻出血（血種量 30mL）
- **障害の程度**　　身体障害者障害程度等級　1級。失語症，右片麻痺。車椅子使用。今は，杖歩行。高次脳機能障害あり。
- **現在の状況**　　発症から18年。いまだに理学療法士から，納得いく機能回復訓練を受けている。尊厳・権利・人権について，本来あるべき姿に変革するように，非営利で活動をしている。

青天の霹靂（へきれき）

　私は，長年法職に従事してきた。2005年にある不祥事を起こした東証上場会社の社外監査役に就任したが，その晩にまさに青天の霹靂のような，突然左被殻出血（血種量 30mL）を発症した。発見されるまでにまる1日がかかり，意識不明のまま救急搬送された。何とか救命されたものの，言語障害と右麻痺の後遺症が残り，QOL（生活の質）が大きく変わった。

　症状が安定するまで救急病院に43日入院した後，リハビリ病院に転院した。この病院には半年入院した。退院後も2010年まで外来リハビリを受けることができた。その後外来リハビリをいったん終了したが，2014年に知人の紹介により，ボツリヌス注射と併用しリハビリを，2017年まで保険適用で受けていた。現在はボツリヌス注射に加えて，保険適用が効かないため週1回程度の自費によるリハビリを受けている。

　このように，発症から18年が経ったが，いまだにリハビリを続けている理由は，身体の機能を改善することもさることながら，いかに自分らしい生活をするかという，QOLの向上につながっていると強く感じるからである。そこで，QOLの向上について私の体験を述べる。

「コーチ」と「アスリート」

　2007年にたまたま乗車した個人タクシーの運転手から，自分も7年前軽い脳梗塞を患ったが，水中歩行を続けた結果，今では運転手に復帰をしたという話を聴き，「私もやってみたい」と素直に感じた。

　さっそくこのことをケアマネジャーに相談したところ，障害のある人を対象にした水中リハの指導者を紹介された。その指導者に連絡したところ，快く見てもらうことになった。私が通ったプールでは，1つのレーンを水中歩行専用として区切っている。

　はじめ私は，週1回水中歩行だけを続けていたが，あるとき横のレーンをすいすい泳ぐ姿を見て，「いつかは，泳いでみたい」とぽつりと囁いた。それを耳にした指導者は，「じゃ泳いでみる？」と言われたが，私は慌てた。なぜなら，当時私はまったく泳げなかったからである。

　さらに指導者は，「とにかく浮いてみて」と言われ，私は恐る恐る言われるがまま浮いてみたところ，しっかり浮くことができた。指導者は「初めての人で，このようにうまく浮いた姿を見たことがない」と言われた。私はこの一言でその気になり，1年かけて指導者のちょっとした手助けで，4種目泳げるようになった。

　あの頃は，まだ先が見えない不安や自分を変

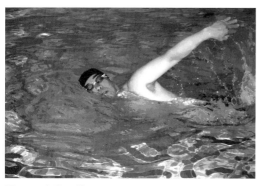

図24 水泳の様子

えたいと思っても，一歩を踏み出す勇気が持てずに混沌としていた。思い返すと，あのとき指導者は，「泳いでみたい」という私の言葉を待っていたと思う。このことは，リハビリにも言える。ただ「やらされている」と思っているだけでは，効果は表れてこない。「泳いでみたい」という，自分の意思（考え）をもつことにより，見える景色が変わってきた。

当初は指導者のサポートで，特別に水中歩行専用で泳いでいた。本来は，水中歩行をしている人に迷惑をかけていると思うが，誰も嫌な顔ひとつせず，逆に「頑張っていますね」とか「自分も頑張らなければ」など声をかけてもらえるようになった。

私はこれまで失語症の典型的な，「自分が言おうとしても言葉が出ない」「話したい言葉をうまく発音できない」などの症状があり，人前で話をすることに躊躇していた。しかし，相手に声をかけられた際には，「ありがとうございます」とか，短い言葉を自分から発することができるようになった。いつの間に，プールの受け付け，監視員や常連の利用者と話ができるようになり，一種の仲間意識が芽生えた。

次第に指導者のちょっとした手助けで，何とか4種目を泳げるようになった。そこで，一般の初心者向けレーンに移り，25メートル泳ぎ切ることをチャレンジするようになった（**図24**）。これには，初めて水に浮いた際「1年で4種目25メートルを泳ぎ切る」と豪語し，成功したら，リハビリ病院の主治医をはじめスタッフやケアマネ，区の障害福祉課の担当者などを招いてお披露目会を開く計画を宣言した。

こうなると，指導者は単にリハビリの一環ではなく，私をアスリートと見るようになった。私も息が切れないような泳ぎ方など，指導者に対して積極的に技術面を聴くようになった。そのうち，指導者と私とは，「支援者」と「当事者」の関係を越えて，「コーチ」と「アスリート」に変わっていった。私も水の中では，障害のことをすっかり忘れて，一人のアスリートと思えるようになった。

2008年に宣言どおり4種目25メートルを泳ぎ切ることに成功し，お披露目会も無事終了した。

出会いときっかけ

当時私がどのようにして，一歩を踏み出せたかを考えてみた。まず個人タクシーの運転手や良い指導者をはじめ，多くの人と出会ったことを挙げる。しかし，偶然の出会いでは，関係を築くことはできない。自分が何をしたいのかを，たとえ言葉が不自由としても，いろいろな手段で自ら発信，行動しなければ人は気づいてもらえない。

次に「泳いでみたい」という素直な気持ちが，きっかけになった。自ら発信することで，周りの人が私の見方を，「障害のある人」から「努力をしている人」に変わってきた。それゆえ，どんなに小さなことでもいいから，「これだったら，自分もできるかもしれない」と自分ができる範囲，ペースで目標を決めことが重要である。

そして，1人で何でもかんでもやろうとするのでなく，時に他者からちょっとした手助けを受けることにより達成することも自立につながる。今回のチャレンジでは，人としてよく生きる心，人を大切にする心，自己を知り相手を知って尊重する心を学んだ。これが，私の障害に打ち克つ原点になった。

H　妊娠6カ月で脳出血，その後の子育て

- **年代・性別**　17歳脳出血（1回目）
  30歳（妊娠6カ月のとき）脳出血＋高次脳機能障害(2回目)
  現在40代の女性
- **発症前職業**　看護師
- **主疾患**　もやもや病による脳出血
- **障害の程度**　退院時は，自覚のない高次脳機能障害，右片麻痺
  装具は，オルトップ，杖でやっと歩けるぐらいの歩行能力
- **現在の職業**　看護師（事務作業）
- **現在の状況**　金属支柱付短下肢装具で杖歩行
  集団リハビリで高次脳機能障害を自覚→自覚のある高次脳機能障害

1回目の脳出血

1994（平成6）年6月，高校3年生のときの教材で必要だった，ウェディングドレスの生地を買いに行っていた時に突然の嘔吐と頭痛で発症した。このときの入院がきっかけで看護師となった。その後，結婚をした。

2回目の脳出血

2007（平成19）年1月28日の16時過ぎ頃に，先輩看護師の手伝いで，患者の元に行ったときに，ふと力が抜けて立っていられなくなり，座り込んでしまったのをよく覚えている。このときの脳出血で右半身麻痺・高次脳機能障害が残存してしまった。ちょうどそのとき妊娠6カ月という時期であった。

それから，私が記憶を取り戻してきたのが，

5月過ぎぐらいで，3カ月間ぐらいの記憶がない。3月26日に帝王切開で出産して，気がついたときには子どもがいて，授乳をしに新生児室に毎日車椅子で連れていってもらっていた。

退院後の状況

リハビリテーション病院を経て2007年10月5日退院した。退院をすれば，子どもと夫とすぐに一緒に暮らせると思っていたが，まだ1人では危ないからと，実家に戻り子どもとともに生活をすることになった。帰って来た当初は，電信柱から電信柱まで，歩いていくのも，電信柱に寄り添って休憩しながら歩き，家の前からコンビニまで，普通の人であれば3分ぐらいの距離を行くのに30分かかっていた。なんで，道路を歩くのはこんなに大変なのだろうかと初めて感じた。病院の廊下は，平らで分からなかったが，外の道路は，水はけが良いようにカーブしているなんて考えたこともなかった。道路の少しの変化が歩くのにとても大変に感じた。

実家での生活が始まり，最初は帰ってからも，何かをやるとすぐに疲れてしまい，子どもと一緒によく寝てしまっていた。子どものミルクを作るのに，ミルクを入れた回数が分からなくなり，何回も入れ直した。そこで，ミルクの量を間違えるわけにはいかないので，入れた回数を正の字で書くように工夫した。最初は，リハビリのため1人で歩いていたが，だんだんと子どもの動きも活発になり，寝させて何か用事を済ませたいと思ってもなかなか寝てくれないため，ベビーカーに母に乗せてもらい，一緒に散歩することにした。最初は，母についてもらい，コースを決めて行った。同じ道を歩くと決

め，子どもが眠るまで散歩した。同じ道を歩いていたので，いろいろな人に声をかけてもらい，とても励みになった。最初は，1人でお風呂に入っていたが，母より子どもと一緒に入れるのは，今だけなのだからと，子どもと一緒に入ったほうがよいと言われ，まずは私が一人で入り身体を洗い，その後に母が子どもを洗ってくれて，お風呂の中で私が子どもを抱っこしているような入り方に変えて入浴することにした。

　子どもの離乳食は，私が作っていたが，かぼちゃを煮ているときに，時間がかかるので少し火のそばから離れてしまい違うことをしてしまったら，そのときは，高次脳機能障害という症状を理解していなかったので，火にかけていることをすっかり忘れ，鍋を焦がしてしまった。危なく火事を起こしてしまうところであった。

　子どもが産まれたら，子どもの服を作ってあげたいと以前より考えていたが，半身麻痺になりあきらめていた。「作ってみればいいじゃない？　できないところは，手伝ってあげるから」という言葉を母よりかけてもらった。その声かけにより子ども服を作ることができた（**図25**）。

　私の母は，知らない間に私に対しての接し方が「エラーレスラーニング」になっていて，私は，ここまで良くなった。もう1つリハビリテー

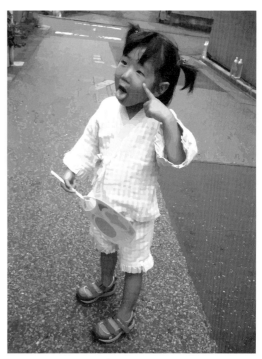

図25　夢だった子ども服の作製

ション病院で行ってもらえた，高次脳機能障害の特別訓練プログラムの集団療法により，自分の障害を自覚し，高次脳機能障害の症状の対処の仕方を学ぶことができた。そのおかげで，現在は，リハビリテーション病院で非常勤看護師として働いている。

Ⅰ 小児高次脳機能障害を乗り越えて

- **年代・性別**　60歳代・女性
- **主疾患**　　　クモ膜下出血
- **発症年齢**　　11歳（1974年1月）
- **退院時の障害の程度**
  - (1) 失語：発したい言葉を出しにくい状態。コミュニケーションは文字盤を使用。
  - (2) 右片麻痺：腕の上げ下ろしや手足指の運動機能不全。歩行能力は徐々に回復。
- **現在の状況**
  - (1) 身体障害者手帳：3級（20歳の時に認定），介護保険：要支援1
  - (2) 失語：会話および文章作成によるコミュニケーションは殆ど支障なし。
  - (3) 右片麻痺：転倒防止のため装具装着。手足の指はほとんど動かない。
  - (4) 就労：2023年3月末定年退職，4月より再雇用で就業中

主疾患と退院時の障害の程度と経過

搬送された救急病院での診断は「てんかん」。しかし，母親が昏睡状態の私の体に刺激を与えても右半身が無反応だったため，別の病気を疑い，病院長に相談すると，他病院の脳外科の医師を招き再検査。結果，脊髄から採取した髄液に血液が混じっていたことから脳から出血している可能性があり，発症から1週間後，脳外科病院に転院。脳血管検査で，左脳部分の出血が判明，転院2カ月後に出血部分をクリップで止める手術を行った。脳出血により右半身麻痺と失語症を発症，ただし視野の欠損はなし。手術後も歩行や移動が困難で，言葉も唸るようにしか出ない状態だった。病院内でリハビリを行い，同年9月に退院。

発症から50年経過した今の症状としては，発症当初よりは改善しているものの，右半身に残る麻痺により，歩行時につまずき転倒することもあり，現在は装具を着けて生活している。また，失語を発症しているため，論理的な文章や言葉を理解したり，文章を書くことにも時間がかかる。日常会話は支障ないが，時系列や順番などについて筋道をつけて表現することは不得手で，固有名詞を示さずに「あれ」「これ」「あっち」「こっち」と指示名詞で説明しようとするので，よく家族に指摘される。しかし，長年，この症状とともに生きてまた仕事をしてきたので，自分の苦手とすることを受け止めて，難しいことを工夫しながら補っていくことに努め，乗り越えてきた。難しそうなことでもシンプルに考えれば，なんとなくできるようになっていくのだなあと，前向きに考え，楽しんで生活をしている。

現在，独立行政法人団体の契約業務部署で勤務。就業先は業務柄ロジスティクス管理が徹底され，一つ間違えると全体の業務実施に影響が出て契約不履行になってしまう。そのような職場で，失語を抱える自分にとってはいつもロジック攻め，ロジックで対応が求められるこの職場で鍛えられ，結果として，それが頭にとっては良いリハビリになっている。

高次脳機能障害当事者としての配慮をしてくれる職場の厚意に感謝しつつ自分なりに適度に自分が億劫でやりたくないこともやってみる，その積み重ねが自信にもつながっていくのを実感している。

発症

　上記でも示したように，障害の発症は小学生で，音楽の授業中に何の前触れもなく，急に激しいめまいで椅子から倒れた。

　すぐに救急車で病院まで搬送されるも，3日間にわたって意識がなく，完全に目が覚めたときには，右半身は完全に麻痺して言葉も発音できない。発音できても，言葉がすべて「あ〜」という音になっていた。

　当時は高次脳機能障害当事者と家族に対する行政支援がなく，高次脳機能障害に関する情報も得られない状態だったので，自分より私を支える家族のほうが大変な苦労をしたと思う。しかし，小学生だった私は，家族が私を不憫に思い，私の将来を案じている一方で，自由気ままに，学校にいかなくても許される時間を看護師やリハビリの先生と楽しく過ごしていた。

　発症時は成長期であったこと，加えて病院でのリハビリ訓練の成果により，手足と言語機能はある程度取り戻すことができた。しかし，今でも右手足の指はほとんど動かず，言葉もゆっくりたどたどしく，文章を書くときも適切な単語が出てこないことや，文の構造や「てにをは」がめちゃくちゃ，ということが頻繁にある。そのため，時間をかけ，何度も確認をすることが必要で，1つの文章が出来上がるときには疲れてへたっているというのが実情である。

経験を振り返って

　私は高次脳機能障害の当事者になって50年。その間に私が経験したことはすべてプラスとなって，今の生活に活かされている。

　その1つを例に挙げると，就業体験がある。20代では繊維会社での就労，メキシコの日系企業でアルバイト，独立行政法人で事務仕事を行った。20代の頃は高次脳機能障害の当事者でありながら，この障害がどのようなものなの

かを自分でも分かっておらず，「私の頭はなんかおかしい」とは思ったが，高次脳機能障害，失語症といった単語を知らないまま仕事をしていた。

　特に仕事となると，なぜか言葉がうまく喋れず説明できない，書類の内容がなかなか理解できない，文章を作ろうとしても適切な単語が出ないという疑問をもちながら，「ほかの人に歩調を合わせるよりも，自分のペースで仕事を終わらせたほうがよっぽど楽だ」という考えに至ったことで，遅くまで残業をしたり，休日には仕事を家に持ち帰って終わらせたりもした。

　やがていくつかの脳障害に関する書籍を読み，自分が周囲の人のように「説明」できないことの原因が脳損傷による失語症ではないかと考えた。自分には周囲の人ができることができない，仕事が遅いという現実を目の前にして，周囲に対して自身の障害（何ができて何ができないか，書類の読み込みに時間がかかることなど）を説明できず，理解を求めることができなかったことに気づかされた。

　障害を受け入れるまでに時間はかかったが，症状を知ってからは，日常の勤務において，自分なりに落ち着いて考えて，この障害によって起こしたミスで関係者に迷惑をかけられない，自分が作った文章で相手に理解してもらいたいと考えながら，書類やメールの作成などの業務を行った。

　また，うれしいことにそのように頭を使っていたことが功を奏し，失語症がありながらも周囲の理解と自分の努力で改善しているのだろうと考える。

現在の職場と高次脳機能障害

　現在の職場では障害者枠での入社であるものの，初めは外から見える右手右足の不自由について，周囲も理解してくれた。しかし，外見からは分からない失語症について，周囲の理解が難しく，誤解されることも多い障害であるとつ

くづく実感した。今，定年退職直前になって，ようやく，職場の上司や同僚が自分の得意，不得意なことを理解してもらうことができ，その理解のもとで働きやすい環境をつくってもらえるようになった。コロナ禍以降，私が所属している部署ではデジタル化が著しく進み，リモートワークの導入などによる電子メールの多用，諸手続きシステムの導入とその操作を覚え，慣れなければならないとともに，職場でもリモートワークでも，常に「迅速な対応」「適正な判断」「適正な処理」が求められる。これらの3つは，論理をつかさどる左脳を損傷している私にとって苦手とするものであるが，この新しい課題は前向きに取り組むことで，自分の脳の機能を更新・向上していけるのだと考えると，挑戦の気持ちをもって仕事を楽しめるのではないかと，心の余裕ができてきた。

　実は，2023年3月31日に定年退職した。右片麻痺と失語症をもちながら30年間勤務。私自身，30年の勤続の長さにピンとこないが，私の障害を理解しようとしてくれ，働きやすい環境をつくってくれ，同じ同僚とまた仕事をさせてもらう機会を与えてくれた職場に感謝している。

　現在は4月1日に再雇用で同部署にて勤務している。

　今までいろいろなことがあった。この障害によりいくつもの壁を乗り越えなければ生きていけないという運命を与えられた。しかし，その過程の中で協力の手を差し伸べてくれた多くの人たちとの出会いが私の宝物となっている。

長女の目

　母は小学生のときに高次脳機能障碍を発症した。母のもつ障碍を知ったのは，私が5歳のとき「お母さんを助けてあげてね」と祖母に言われた日です。祖母曰く，当時の私は「お母さん

は病気じゃない」と反抗したそうだ。この出来事はあまり覚えていない。当時から私が母の障碍をどう思っていたか，それは1つの個性という認識だった。というのも，高次脳機能障碍を理解した今でも，母と共通した症例をあまり見出せずにいるのである。

　母は自身の障碍を性格として受け入れ，理解し，自分に何が必要なのかを考えながら向き合ってきた。言語障害を和らげるために計算ドリルを解いたり，本を読んだりする。半身麻痺のために徒歩で通勤したり，積極的に階段を利用したりする。日々の生活に，課題を見つけて自分なりのリハビリを続けてきたのである。

　だから母は高次脳機能障碍と診断されたけれど，病ではない。母の身体障碍は個性であり，脳機能障碍は性格である。経験と思考を促し，自身の強みを増やす価値なのだ。「継続は力なり」というように，どんなことも，まずは身体と脳機能のリハビリを続けることが大切なのだと，母の姿を見て実感している。

　現在，私は食と栄養について学んでいる。きっかけは家族を食の面から支えたいと思ったからだ。私も母を，家族を助けるために，これからも学び続けていきたい。

次女の目

　私の母は脳に障害をもっており，その影響で右半身の麻痺と，失語症を抱えている。しかし，それを発症したのは私が生まれるずっと前であるため，私は「健常者である母」の姿を見たこともない。むしろ，私にとっては，「障害者である母」のほうが見知った存在で，なおかつそれが普通だ。

　障害者の母をもつことについて，友人や，その親御さんからは「お母さんのサポートとか大変なんじゃないの？」なんて言われることもある。しかし，そのたび「いやぁ，いつも元気ですよ。今日も飼い犬と一緒に（1人と1匹で）3キロぐらいの散歩に出かけました」なんて答

える。

母が高次脳機能障害という名前の難しい障害をもっていることは，物心がついたときから知ってはいたが，だからと言って「大変」と感じたことはないし，それに伴う悩みなんてものもなかった。それどころか，障害をものともしない元気な母の姿には，娘である私が，「あれ，母さんって障害持っていたよね…？」と首をかしげることもたびたびある。

また，母の障害は私の生き方や考えに影響を与えたこともある。身体障害，失語症を抱える人を母にもつことで，福祉の分野と，障害をもった人を支える補助器具などに興味をもった。大学では，それらに関連することを学ぶ予定だ。

J　見えない不自由を，ないことにしない

- **年代・性別**　40歳代・男性
- **発症前の職業**　取材記者
- **主疾患**　脳梗塞
- **障害の程度**　高次脳機能障害，左不全麻痺
- **現在の状況**　文筆業

かくも分かりづらい障害がこの世に存在するとは！

　41歳で右脳にアテローム血栓性脳梗塞を起こし，高次脳機能障害の診断を受けた。カルテ記載は注意障害，構成失行，左半側空間無視があり，身体の麻痺は左手指の麻痺のみ。麻痺の回復は理学療法がきわめて奏功し，本人もいたって前向きな中で50日ほどの病棟生活を終えて病前職である文筆業にも部分的に復帰したものの，日常復帰後は地獄を見ることとなった。

　注意障害にも左無視にも病識は明確にあったが（構成失行については病識なし），それらの症状が日常生活でどのような不自由や苦しさにつながるかは，まったく想定していなかった。

　レジ会計で，今言われたばかりの会計額が小銭を数えている間に分からなくなる。今何枚小銭を数えたのかも，分からなくなる。駅構内やスーパーマーケットなどでは，音と色と光が洪水のように脳に流れ込み，座り込んでしまい，過換気呼吸の発作にまで至る。かかってきた電話に出ても，相手の言葉の速度にまるでついていけず，混乱のまま自分の意図は何も伝えられずに通話が終わる。

　けれど，外から見た自分は，誰がどう見ても健常者なのだ。過換気の発作が起きているときですら，当人は「このまま死ぬのかも」と思うほどの苦しさと恐怖の中にあるにもかかわら

ず，他者から見ると「ぼんやりしているように見える」のだという。

　かくも分かりづらい障害がこの世に存在するのかと思った。

　よく例に出すのが，発症3年の段階で受けた自治会関係の役職で，自治会費の集金袋を作るとか，会合で配るお菓子袋を用意するとかの作業で，何をどう進めればいいのかまったく分からず混乱し，結局友人や妻の手を借りて泣く泣くクリアしたという経験だ。

　僕は文筆業なので，発症後1年で闘病記を上梓してもいる。発症1年で本を書き上げる当事者が，その2年後にたかが集金袋1つ作れないなど，どう説明すれば，理解してもらえばいいというのか。言葉にすれば「病前に習熟していた課題は高度なものでもこなせるが，未経験の課題の手順を新たに考えることが苦手」だとしても，それを言ったところで，どれほどの理解が得られるのかは疑問だ。

　なかなか公言し難いことだが，片麻痺で日常生活に装具が必要な当事者や，もっと重い高次脳機能障害があって必然的に障害者手帳の取得をするような当事者を，羨ましく思ったことがある。「少しでも，不自由を抱えた当事者に見えればなあ…」という，不謹慎な羨望だ。

症状だけでなく，そこにある不自由を見る支援

　ではそんな僕にとって，何が救いになったか？　もう，言うまでもない。それは大前提として，この障害と不自由を「あること」として捉えてもらうこと。「ないこと扱い」しない対応だ。

最大の支援者は妻であった。妻は子ども時代から強い発達特性を抱えながら無支援で成長した経験があるが，こちらから何も言わずも「今苦しみの中にあるのだろうな」ということを理解してくれた。

過換気発作を起こしたとき，溢れ出す情動の抑制ができずに必死に耐えているとき，不安や不快の感情から自力で注意を剥がすことができずに悶絶しているとき。妻は何も言わなくても状況を読み取って，ただそばで背中を撫で続けてくれた。驚くことに，ただ背中を撫でられるだけ，その温かい手が背中に沿う感覚に心の視線が向くだけで，全身の毛穴が開くような安堵が訪れる。どうしてそんなことをしてくれるのかと聞けば，妻自身が子ども時代に，そして成人後に発達特性の二次障害として適応障害や不安障害を抱えたときに「自分自身がそうしてほしかったことだから」と答えた。

支援職からも得難い経験をさせてもらった。例えば発症後の僕にとって最も苦しさを伴ったのが，思いどおりに話せないことだった。日常会話の受け答えはできても，特に交渉によって相手にこちらを理解してもらったり相手の考えを変えてもらうような対話となると，頭は霧がかかったように考えがまとまらなくなり，胸と喉が重量物に押しつぶされるような圧迫感がある。言語聴覚士の中には「話しづらいということを上手に話せていますよ」と言った者もいたが，救われたのは僕の訴えに対し，「鈴木さん，思いどおりに話せないということは，どれほど苦しいことかと思います」と返してくれた言語聴覚士の対応だ。

この言語聴覚士は，「話せているか話せていないか」という評価でなく「話しづらい，不自由で苦しいと言っている」という僕の訴えのほうに注視し，「ではどんなタイプの話に苦しさを感じているのかを一緒に考えてみましょうか」というアプローチをしてくれた。前記したようなシチュエーションで特に困難を感じていることを評して「鈴木さんは自己説明的なコミュニケーションが苦手になっている」と言ってくれたその言葉は，自己理解の向上のみならず，その後を生き抜くための武器を与えてくれるような支援でもあったと思う。

また，雑誌の対談企画で作業療法士と話した機会には，対談開始とともにカメラマンが連続でフラッシュを光らせて，その強い刺激で頭の中が真っ白になってしまったこともあった。その際，その作業療法士が撮影を止めさせ，「強い光や音で頭の中が混乱して言葉が出なくなったりするのは，高次脳機能障害ではよくある症状の１つ」と言って，周囲の配慮を求めてくれたのも忘れ難い経験だ。

やはり，パッと見は健常者にしか見えない僕だから，対談の企画などがくる。けれどその見えない不自由が露呈したシーンで，その場で「それが症状だ」と専門職が周囲の健常者に対して代弁してくれること。こんなにも心強くありがたい支援があるものだろうか。

発症から７年経ち，ありがたいことに苦しみを伴う症状のほとんどは緩和された一方で，実務上致命的にも感じる脳の疲れやすさや，カルテ記載からは抜けていた記憶の問題などが，今も分かりづらく説明も困難な不自由として僕の中に残る。

「見えない不自由を，ないことにしないでほしい」，願いは今も変わらない。

K # 目標に向かってコツコツ生活の勧め

- **年代・性別**　40歳代・男性
- **発症前の職業**　会社員
- **主疾患**　脳外傷，左大腿切断
- **退院時の状況**　高次脳機能障害，車椅子
- **現在の状況**　大学院生，義足＋杖歩行

　約10年前，私は海外出張中に高速道路で交通事故に遭い，高次脳機能障害になった。同時にてんかんを発症し，身体面では左脚を太ももから切断するなどの障害を負った。事故当時は国際貿易に従事する会社員であった。精神と身体の障害を負ったことで，事故後は複数の病院へ入院，通院を繰り返し現在に至る。

　事故発生後はすぐさま病院へ運ばれ，その後集中治療室で1カ月半治療を受けた。意識が戻ってからも左手以外は動かず，体の至るところが傷だらけだった。左脚の切断により自由に歩くこともできなかったため，リハビリ病院へ転院後は身体のリハビリや義足歩行の訓練などに集中した。一方で，入院中から日常生活ではすでに脳が異常に疲れやすく，何度も行ったことのある場所でさえ道が覚えられなかったり，まるで子どものように自分自身の気持ちが抑えられず感情のコントロールができなくなったりしていた。妻との言い争いも増えた。そもそも私は，「高次脳機能障害」という障害があることすら知らなかったので，このさまざまな違和感の正体が，「高次脳機能障害」のせいなのだと分かったときは，少しホッとしたのを今でも覚えている。

　現在も私は日常生活において，高次脳機能障害による後遺症を抱えながら生活している。複数の事柄を同時に進めることや，短期的な記憶は特に苦手であり，妻が言うには，「忘れた」が口癖らしい。脳は疲れやすく，こまめな休憩

が必要だ。しかし，事故から約10年が経ち改めて思い返してみると，マイペースではあるが徐々に私の脳は回復しているのではないかとも思う。私の場合，私の脳の回復にとって効果的だったと思うことは，①毎日の有酸素運動，②大学院進学，であった。以下，具体的に説明する。

毎日の有酸素運動

　私は左脚を切断したことにより，普段は義足を装着し生活している。また右脚には今も麻痺が残っているため，雨の日以外は基本的に毎日外へ出て義足装着による歩行訓練を続けている。

　道を忘れやすいこともあり，近所の歩行でさえ道に迷いがちである。妻に付き添ってもらいながら，義足でも歩きやすい平坦な道や歩行に快適なコースを徐々に確立した。近所にある川へ行き，川辺に沿って歩くのが定番のコースだ。春は桜，夏は魚や亀などの泳ぎの観察，秋冬は飛来した水鳥を眺めつつ，歩行を楽しんでいる。歩行後は心身とも非常に良い状態に整えられていると感じる。そして帰宅後に妻から，「毎日歩行訓練を頑張って偉いね！」と褒められるのが一番うれしい。

　近年有酸素運動や筋力強化訓練などの運動療法の対象疾患は，運動器疾患や糖尿病・肥満症，循環器疾患・呼吸器疾患のみならず，精神・心理面が関係する疾患（うつ病，転換性障害，慢性疼痛，高次脳機能障害など）まで拡大した。私の場合，歩行訓練として始めた有酸素運動（ウォーキング）が，脳の回復に効果が大きかったと実感している。併せて，心の安定にもつながったのではないかと思う。そのため，皆さん

にはご自身の状況に合う有酸素運動（ウォーキングや水泳，山登りなど）にチャレンジされることをお勧めしたい。

大学院進学

　長期間にわたるリハビリを経て，私の心の中で，「何かをしたい」という気持ちが徐々に湧き上がってきた。社会参加について具体的に考え始めた頃，私は改めて事故以来の人生を総括したうえで新たな第二の人生へ進みたいと思った。

　仕事中に事故に遭い障害を負ったこと自体は不幸ではあったが，障害を負ったからこそ，事故に遭うまでは知り得なかったことをたくさん学ぶことができた。治療やリハビリを通じて医療・介護関係者の方々や，同じ障害をもつ患者の仲間にも出会うことができた。多くの人のサポートと応援のおかげで，今の私がいると言っても過言ではない。ならば，障害を負った私だからこそできる研究をして，お世話になった方々へ恩返しがしたいと思った。

　私は事故以来，障害を負った者であるということを前提として医療・介護関係者に常に見守られて，理解されて，ある種の特別扱いをされながら生活してきた。たとえるならば，ずっと温室にいたようなものだ。そんな私がいざ社会復帰となれば，きっと予想していなかった数々の困難に遭遇すると予測した。そのため，1人の人間として，障害を越えて交流できる人々とともに学べる環境に身を置きたいと考えた。それこそが社会復帰へ向けての真のステップになるのではないかと思い，大学院進学を決意した。

　高次脳機能障害により脳が疲れやすく，複数の事柄を同時に進めることが苦手な私にとって，2年間の大学院生活は，予想以上に苦労の連続だった。ただ授業を履修するにしても，事前の予習・授業中のグループ討論・レポート課題の作成などの各段階において戸惑うことが多かった。そんなときは，できる限り今の自分の

キャパシティーをよく理解しようと努めた。事故前の自分に比べて数倍の時間がかかったとしても，焦らずに時間に余裕をもち，ゆっくりと課題に取り組むことを心がけた。大学院生活では，日々高次脳機能障害の後遺症に悩まされることが多かった。しかし，現在の私が抱える後遺症の課題を見つめ直すきっかけにもなった。今後も自分自身の興味をもつ分野において，研究を進めていきたい。

　私の脳の回復にとって私自身が効果的だったと思うこと，①毎日の有酸素運動，②大学院進学，に共通しているのは，まずは目標をもつこと，そして，その目標に向かって日々コツコツと継続することだ。どんな小さな目標でも構わない。日々目標を達成して成功体験を積み上げていくことが大事だ。あきらめなければ，どんなに時間がかかったとしても必ず成功でき，それに伴い脳も回復するはずだ。私自身もそう信じて，これからもコツコツと頑張っていきたい。

家族から

　2013年に夫が交通事故に遭い，私たち夫婦の穏やかな日常は一変した。理知的で冷静，穏やかで頼れる存在だった夫が，事故の衝撃により高次脳機能障害となり，利己的で子どもっぽく衝動性と依存心の強い夫へと突如変化したからである。夫は事故により脳だけではなく身体にも多くの障害を負ったが，高次脳機能障害による性格変容が一番受け入れ難かった。事故後は些細なことで夫婦間の言い争いが絶えず，私にとってはつらい日々が続いた。

　2023年の7月で事故から10年が経つ。現在夫は元来の夫らしさを緩やかに取り戻しつつある。とはいえ，いまだ日常的には些細な言い争いが絶えない。しかし，今は言い争いも夫婦の会話の一部のように感じられるようになってきた。このような心の余裕が生まれるには，ある程度の長い時間が必要だったように思う。それ

に加え，私が夫の障害を正面から受け入れ，夫と新たな関係性が築けるようになったことも大きい。

　事故前の夫に戻ってほしいと思い続けていた私が，そのこだわりを手放すきっかけとなった出来事がある。それは私の乳がん罹患だ。それまでの私は，夫をどのように支えるべきかを中心に考え，日々行動していた。夫に失敗してもらいたくないという気持ちが先に立ち，過剰に保護していたように思う。障害を負った事故後の夫を事故前の夫と比べ，守るべき弱い存在だと決めつけていた。そして，そんな夫が日常生活を不自由なく過ごすには，私が先回りをして何でもやってあげる必要があると勝手に思い込んでいたのだ。

　しかし，私が抗がん剤により床に伏し，半ば強制的に夫を支えられなくなったとき，夫は私に頼ることなく自ら考え，率先して家事全般を引き受けてくれた。治療のつらさに耐えられず弱音を吐く私に向かって前向きな言葉をかけて励まし，精神的な支えになってくれた。事故以来，私にとっては常に守るべき弱い存在であり続けた夫が，いつの間にか私を支えるたくましい存在になっていた。奇しくも乳がんの闘病がきっかけとなり，私は自らの思い込みにようやく気づくことができたのである。そして，ありのままの夫を受け入れることの大切さを知った。

　夫を信じて大らかな心で受け入れよう。過度に頑張ることをやめよう。そう思うだけで自然と心が軽くなった。振り返ってみれば，この私の心の変化は，私だけでなく私たち夫婦にとっても喜ぶべき大きな前進であったといえる。

　夫の脳は今も薄紙を剥ぐように回復を続けている。幸いなことに，高次脳機能障害になった後も夫の前向きな性格に変化はなかった。常にやりたいことに向かって挑戦し続ける夫を，私は誇らしく思う。これからも障害の陰に隠れることなく，夫には夫らしいオリジナルの人生を謳歌してもらいたい。そして，そんな夫を私はこれからも変わらず応援し見守っていきたい。

あ と が き

　筆者は約40年前から医療機関を拠点にして地域活動を並行して実践し，約30年前に妻が脳卒中になり，家族の経験をしている。その中で衝撃的な経験をした。医療機関で経験を始めて数年後，元患者さんたちの1泊2日の懇親会に誘われた。2次会である元患者から「あなたが言っていることは正しいが，言い方があるでしょう」と言われ，酔いは一気に覚めた。しばらく落ち込んだが，患者の思いがどうなっているか，いつも考えるようになった。そして，患者は医療機関外で本音を言ってくれることも理解した。

　また，妻の発病時には，医療機関内でそれまでさまざまな家族の話からは想像ができないほど家庭は大混乱であった。例をあげれば，妻の母が「よくなるの？」と聞いて来るので，発症後まもなくは復職できるとは考えられなかった（半年後復職）ので「少しずつ良くなって歩いたりはできるようになる」と説明した。すると，その後，毎日2カ月くらい同じ質問が続いて，筆者も「なんで信じてくれないだろう」と胸の内で考えながら同じように答えた。後日，母から「秋田では脳卒中になると，良くならないと言われていたので」と言われ，知識の違いであることを認識し，その後，患者，家族がどのような考えや価値観で現状を思っているか，難しいことだが考えるようになった。

　そして，積極的に医療機関外で脳損傷者と合うようにした。街に出かけ，歌舞伎を観劇し，旅行などに行った。そこでさまざまな気持ちを知るようになり，また，そのような行動をすると脳損傷者が主体的な行動に転換する場面をたくさん経験し，うつ的な状態から元気になることが分かった。

　そこで，2009年，仲間と日本脳損傷者ケアリング・コミュニティ学会を立ち上げた。理事の約1/3は障害のある人になってもらい，企画，内容の議論をし，実践を共にしている。　10年以上経過し，今回の本につながった。

　I部は脳損傷の理解，II部は入院から自宅生活の基盤づくり，III部は脳損傷者，家族，支援者が苦難の道を経てさまざまな活躍や自己実現に到達した内容である。

　医療関係者は病院内で脳損傷者のうつうつした状態をみることが多いと思う。本書をお読みになって，退院後，年単位で活動を展開して元気になっていかれる姿をみていただけたと思う。まだ，そのような人が多いとは思わないが，これをきっかけに，脳損傷者，家族，支援者が一体となり，新たに脳損傷になられる人の支援のあり方に一石投じられたとすれば幸いである。

　最後に，執筆していただいた皆さんに感謝申し上げます。また，当学会の活動にこの5年間日本損害保険協会から温かい支援をいただき感謝申し上げます。そして，この本を後押ししていただきました青海社の工藤良治さまに感謝申し上げます。

一般社団法人 日本脳損傷者ケアリング・コミュニティ学会

理事長　長谷川 幹

執筆者一覧

〔編　集〕

長谷川幸子（脳卒中体験者，元日本医科大学付属病院，看護師）

長 田　乾（横浜総合病院臨床研究センター，医師）

長 谷 川 幹（世田谷公園前クリニック，医師）

〔企画協力〕

宮 脇　健（古河総合病院，看護師）

藤 田 真 樹（川崎市南部リハビリテーションセンター，作業療法士）

〔執筆者（執筆順）〕

長谷川幸子

長 田　乾

高 橋 幸 男（エスポアール出雲クリニック，医師）

長 谷 川 幹

宮 脇　健

藤 田 真 樹

橋 本 茂 樹（札幌渓仁会リハビリテーション病院，医師）

中 島 鈴 美（前世田谷公園前クリニック，理学療法士）

白波瀬元道（永生会法人本部リハビリ統括管理部，言語聴覚士）

能 智 正 博（東京大学大学院教育学研究科，公認心理師・臨床心理士）

山下浩一郎（朋和会 西広島リハビリテーション病院，社会福祉士）

小 原 和 久（朋和会 西広島リハビリテーション病，薬剤師）

影 山 典 子（朋和会 西広島リハビリテーション病院，管理栄養士）

中 泉 京 子（朋和会 居宅介護センターとも，ケアマネジャー）

細田満和子（星槎大学大学院教育学研究科，社会学）

佐 藤 雅 一（世田谷区保健センター専門相談課）

山 田 貴 一（介護福祉士）

橋本洋一郎（済生会熊本病院 脳卒中センター，医師）

山本美江子（くろさきファミリークリニック，医師）

榊 原 正 博（NPO 法人湘南バリアフリーツアーセンター）

下 沢 寛 美・川尻美佐緒（片麻痺料理サークル　チーム LEO）

手 塚 由 美（一般社団法人 輝水会）

石 原 由 理（一般社団法人 言葉アートの会）

渡 辺　鋼（北多摩失語症友の会「若竹」）

祝 部 英 明（出雲縁 ing トークの会）

関　建宏（川崎市高次脳機能障害地域活動支援センター）

石川順一（日本脳卒中者友の会）

小林純也（脳卒中フェスティバル）

園田尚美（日本失語症協議会）

片岡保憲（日本高次脳機能障害友の会）

今井雅子（東京高次脳機能障害協議会）

中村千穂（高次脳機能障害の子どもをもつ家族の会ハイリハキッズ）

飯田一昌（脳損傷体験者）・飯田郁代（家族）

齋藤　聡（脳卒中体験者）・佐藤ひとみ（杉並高次脳機能障害家族会クローバー）

岩﨑拓海（脳卒中体験者）・岩﨑直子（家族）

後藤　博（脳卒中体験者，第一生命経済研究所）

磯貝政博（脳卒中体験者）・磯貝香苗（家族）

水口　迅（脳卒中体験者，NPO法人みんなのポラリス）

三嶋完治（脳卒中体験者）

髙岡ゆきえ（脳卒中体験者）

澁谷綾子（脳卒中体験者）

鈴木大介（脳卒中体験者，文筆業）

馮　琦（脳外傷体験者）・馮　悦子（家族）

脳卒中・脳外傷者のためのお助けガイド

発　　　行	2023 年 6 月 20 日　第 1 版第 1 刷Ⓒ
編　　　集	長谷川幸子・長田　乾・長谷川幹
企画協力	宮脇　健・藤田真樹
発 行 者	工藤良治
発 行 所	株式会社 青海社
	〒113-0031 東京都文京区根津 1-4-4 根津フェニックスビル
	☎ 03-5832-6171　FAX 03-5832-6172
イラスト	長田　乾
装　　　幀	三宅デザイン
印 刷 所	モリモト印刷 株式会社

ISBN978-4-910548-09-8　C3047